浙江省普通本科高校“十四五”重点教材

组织学与胚胎学
讨论式学习案例集

主　编　钟近洁　丁之德　楼　敏

副主编　丁世萍　周　俊　伍静文

编　委（按姓氏拼音排序）

丁世萍　浙江大学基础医学院

丁之德　上海交通大学基础医学院

何静松　浙江大学第一临床医学院

连　虹　浙江大学基础医学院

刘　磊　浙江大学第二临床医学院

楼　敏　浙江大学第二临床医学院

潘艺青　上海交通大学基础医学院

沈吉良　浙江大学第三临床医学院

伍静文　上海交通大学基础医学院

夏小雨　上海交通大学基础医学院

茵　梓　浙江大学基础医学院

赵　毅　浙江大学第一临床医学院

钟近洁　浙江大学基础医学院

钟　贞　浙江大学基础医学院

周　俊　浙江大学基础医学院

中国教育出版传媒集团

高等教育出版社·北京

内容简介

《组织学与胚胎学讨论式学习案例集》是一本专为医学生设计的创新教材，旨在通过案例的讨论式学习，深化学生对组织学与胚胎学核心知识的理解与应用。

本教材共分为17章，以组织学与胚胎学课程教学的内容进行编写安排，涵盖了从上皮组织到女性生殖系统的17个学习主题。每章包含内容概要、案例学习目标、案例及问题解析4个部分。每个案例包括案例资料与案例问题两部分，其中既有以组织学实物切片镜下图、示意图为资源的案例资料，也有以临床病例的症状、检查结果等为资源的案例资料，在每个案例资料后有2～5个问题。解决或回答这些问题，需应用各器官显微镜下的形态特征，深入分析器官结构与功能的关系，以及各类疾病的形态学机制；或应用胚胎早期发生的形态学变化过程，推演各类先天性出生缺陷患者的症状与相关临床数据。本教材提供了全部案例的问题解析，结合案例资料解释了回答问题的依据，同时还提供了相关切片讲解的视频资源。

本教材既可作为医学院校组织学与胚胎学课程教材，亦可作为临床实习前整合课程资源。

图书在版编目（CIP）数据

组织学与胚胎学讨论式学习案例集 / 钟近洁，丁之德，楼敏主编 . -- 北京：高等教育出版社，2025.7.
ISBN 978-7-04-065077-8

Ⅰ. R32-44

中国国家版本馆 CIP 数据核字第 2025Q9H969 号

Zuzhixue yu Peitaixue Taolunshi Xuexi Anliji

策划编辑　瞿德竑　　责任编辑　瞿德竑　　封面设计　王　琰　　责任印制　刁　毅

出版发行	高等教育出版社	网　　址	http://www.hep.edu.cn
社　　址	北京市西城区德外大街4号		http://www.hep.com.cn
邮政编码	100120	网上订购	http://www.hepmall.com.cn
印　　刷	河北鹏远艺兴科技有限公司		http://www.hepmall.com
开　　本	787mm×1092mm　1/16		http://www.hepmall.cn
印　　张	9.5		
字　　数	240千字	版　　次	2025年7月第1版
购书热线	010-58581118	印　　次	2025年7月第1次印刷
咨询电话	400-810-0598	定　　价	36.00元

物 料 号　65077-00

新形态教材网 Abooks

数字课程（基础版）

组织学与胚胎学讨论式学习案例集

主编　钟近洁　丁之德　楼敏

abooks.hep.com.cn/65077

使用方法：

1. 电脑或移动设备访问课程网站。
2. 注册并登录后，进入“个人中心”。
3. 刮开图书封底防伪码涂层，通过扫描二维码或手动输入 20 位密码，完成防伪码绑定。
4. 绑定成功后，即可开始本数字课程的学习。

如有使用问题，请点击页面下方的“疑问”按钮。

前言

随着“新医科”建设的推进，以学生为主体、以临床能力为导向的整合式教学模式已成为全球医学教育改革的核心方向。在此背景下，传统组织学与胚胎学课程教学中“重形态描述、轻临床联系”的痛点日益凸显，学生普遍面临“学难致用”的困境。为破解这一难题，我们汇聚浙江大学与上海交通大学两所医学院组织学与胚胎学、临床内科学、外科学等多学科资深教授，精心编撰本教材，旨在打造一本真正实现基础与临床融合的创新型教材，推动医学课堂教学从被动接受迈向主动探究。

本教材紧扣“健康中国”战略对医学人才的核心要求，以“讨论式学习”为核心理念，将经典的组织学与胚胎学知识与真实临床场景有机衔接。全书 17 章共 66 个原创案例，并附彩图、视频等数字资源。每个案例均以基础问题或临床问题为切入点，通过“案例正文—问题链—解析拓展”的三段式设计，引导学生像临床医生一样思考，从显微镜下的形态特征分析疾病机制，从胚胎发育异常推演出生缺陷的形成过程。这种“以终为始”的逆向教学设计，有利于打破基础与临床的学科壁垒，使枯燥的形态学知识转化为解决临床问题的“钥匙”。

本教材既可作为医学院校组织学与胚胎学课程的讨论课专用教材，亦可作为临床实习前整合课程资源。学生课前通过案例问题自主预习，课中分组讨论并汇报，教师聚焦共性问题深度解析，引导医学生建立早期临床思维。案例问题的讨论式学习，建议以小组式讨论完成，小组成员可从不同视角分析问题，并对不同观点进行质疑、分析和评估，既培养批判性思维能力，又培养沟通协作、问题解决与科学决策的能力。

本教材的编写得益于全体编委的倾力付出，更凝结着多年一线教学的反馈优化。未来，我们将持续更新案例库，探索智能时代的形态学教学新范式。

本教材编写得到了编委所在单位的大力支持，在此表示衷心的感谢！限于水平，疏漏之处在所难免，恳请各位读者不吝指正。

钟近洁　丁之德　楼敏

2025 年 3 月

目录

第1章 上皮组织

上皮组织由密集排列的上皮细胞和少量细胞外基质组成，覆盖于体表或衬贴在体腔和管腔表面。其特点是细胞排列紧密、具有极性、无血管但神经末梢丰富，主要功能包括保护、吸收、分泌、排泄和感觉等。上皮组织根据细胞层数，可分为单层上皮和复层上皮；根据细胞形态，可分为扁平上皮、立方上皮和柱状上皮；根据功能，可分为被覆上皮、腺上皮和感觉上皮。

被覆上皮包括单层扁平上皮（如心血管内表面）、单层立方上皮（如肾小管）、单层柱状上皮（如胃肠腔面）、假复层纤毛柱状上皮（如呼吸道）及复层扁平上皮（如皮肤表皮）和变移上皮（如膀胱）。腺上皮构成腺体，分为外分泌腺（有导管，如汗腺）和内分泌腺（无导管，如甲状腺），其分泌物可为浆液、黏液或混合型。上皮细胞的特殊结构包括游离面的微绒毛和纤毛、侧面的紧密连接和桥粒，以及基底面的基膜和半桥粒，这些结构分别参与吸收、运动、细胞连接和物质转运等功能。上皮组织具有强大的更新与再生能力，通过干细胞增殖和细胞凋亡维持动态平衡。上皮组织异常增生可能导致肿瘤，损伤则可能引发炎症或溃疡。

本章案例的学习目标：

1. 区分并识别不同类型的被覆上皮和腺上皮。
2. 将各种上皮类型与其在体内的分布和生理功能相关联。
3. 描述上皮细胞特殊结构（如微绒毛、纤毛、细胞连接复合体）的特征及其功能。
4. 理解上皮组织的生理性更新和病理性更新。

案例一

图 A—F 为几种器官 HE 染色切片的照片（图 1–1）。

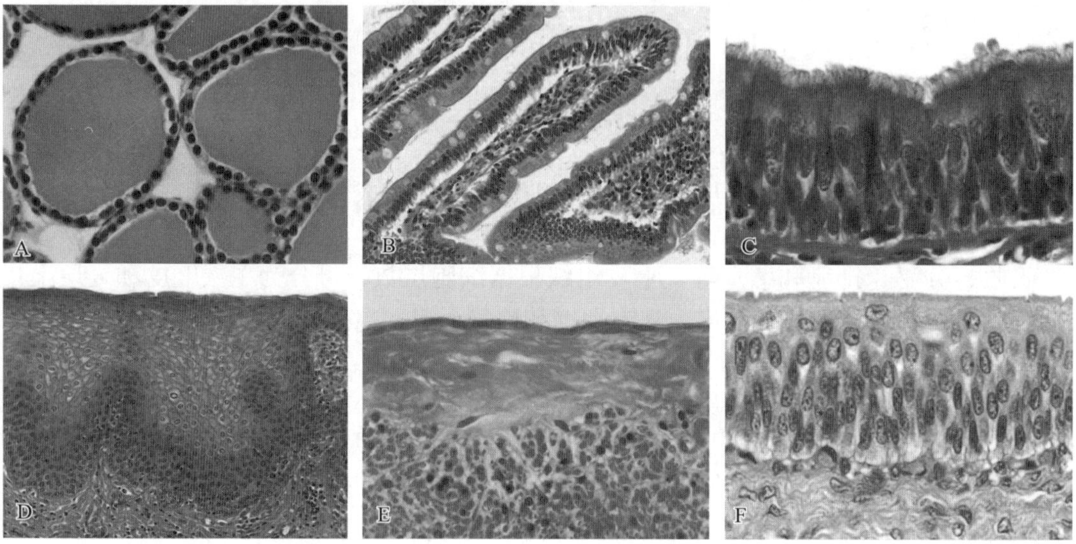

图 1–1　几种器官中的上皮组织

仔细观察各图，找到各图中的上皮组织，并回答以下问题。

1. A—F 各图中的上皮组织分别在什么位置？请简单描述。
2. A—F 各图中的上皮组织分别属于哪种类型上皮组织？如何辨识这些上皮组织类型？
3. 这些上皮组织可能在体内哪些器官中分布？
4. 讨论这些上皮组织在器官中相应的功能。

案例二

上皮细胞的极性是其基本特性之一。这种极性表现在细胞的不同表面，包括游离面、基底面和侧面，都具有不同的特殊结构。这些结构由细胞自身延伸或分泌物质形成，维持高度有序的组合方式，执行特定的生理过程。

观察以下切片光镜与电镜图（图 1–2），找到切片图 A 与图 C 中上皮组织游离面的特殊结构，图 B 与图 D 是这些特殊结构的电镜照片。

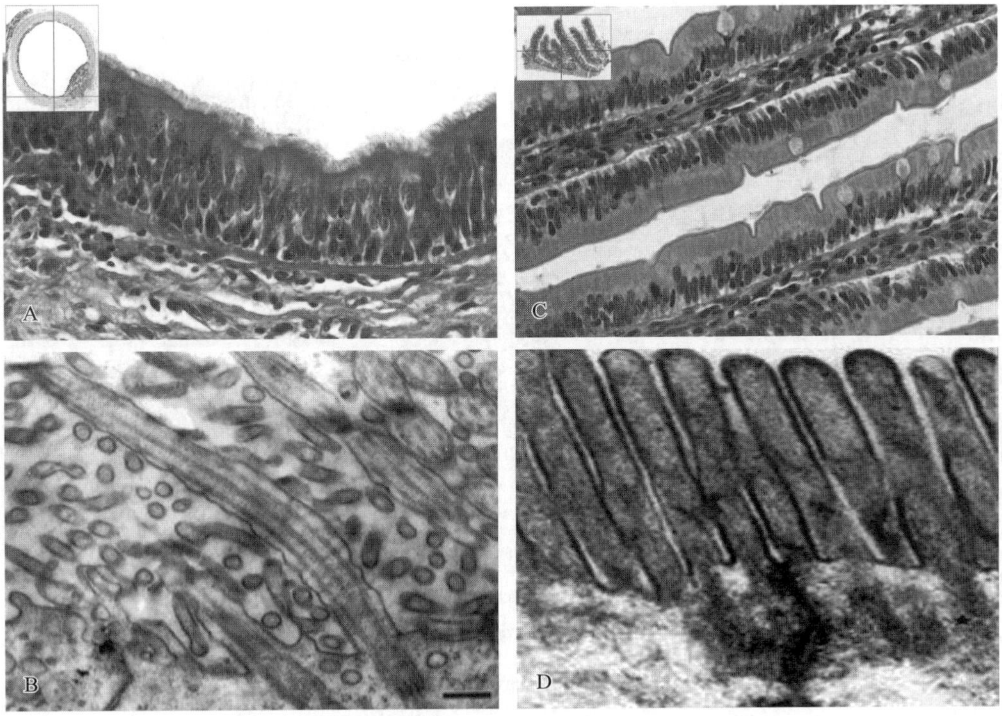

图 1–2　上皮组织中细胞特殊结构的光镜与电镜图

小组讨论并回答以下问题：

1. 图 A 与图 B、图 C 与图 D 分别是两种结构的显微图片和超微图片，这两种结构分别是什么？它们之间有何结构性差异？

2. 这两种结构在器官内的常见分布位置及其功能是怎样的？

3. 这两种结构异常可能与哪些疾病有关？

案例三

呼吸道分为上呼吸道和下呼吸道。上呼吸道包括鼻腔、咽部和喉部，负责空气的初步过滤、加温和湿润。下呼吸道包括气管、支气管、细支气管及肺泡，气体最终抵达肺泡进行交换。从鼻腔至肺泡，不同位置分布着不同类型的上皮组织，表现为逐渐变化的结构特点。

以下展示的是呼吸道中 4 种典型的上皮组织形态学切片（图 1–3），来自呼吸道的不同位置。

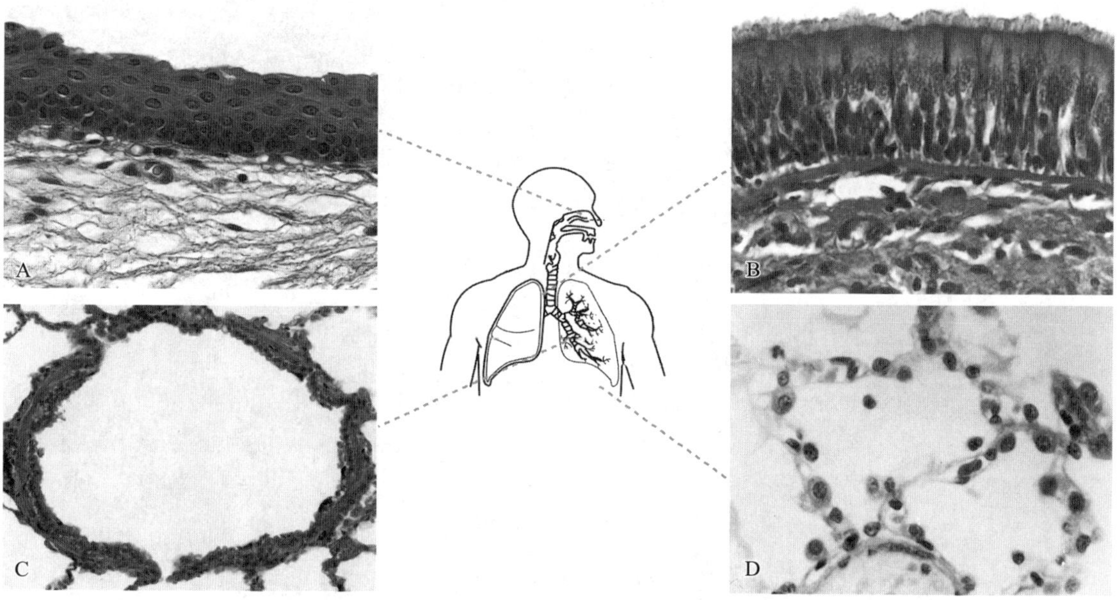

图 1–3　呼吸道不同位置管道的管壁切片图

小组讨论并回答以下问题：

1. 图 A、B、C、D 所示的上皮组织类型分别是什么？
2. 图 A、B、C、D 所示的各上皮组织类型承担着哪些功能？
3. 从图 A、B、C、D 所示的上皮组织类型渐进变化中，我们能了解到哪些医学意义？

案例四

上皮细胞再生能力强，其中的干细胞自我复制，并分化为成熟的功能性细胞，如小肠腺中的干细胞维持肠上皮正常更新和修复。上皮组织再生受到周围微环境的影响，例如，伤口愈合过程中成纤维细胞分泌生长因子促进上皮细胞迁移和增殖。然而，过度或长期的炎症可能导致瘢痕形成或其他并发症。

下图为某器官正常与炎症发生时 HE 染色切片的低倍镜与高倍镜下图像（图 1–4）。

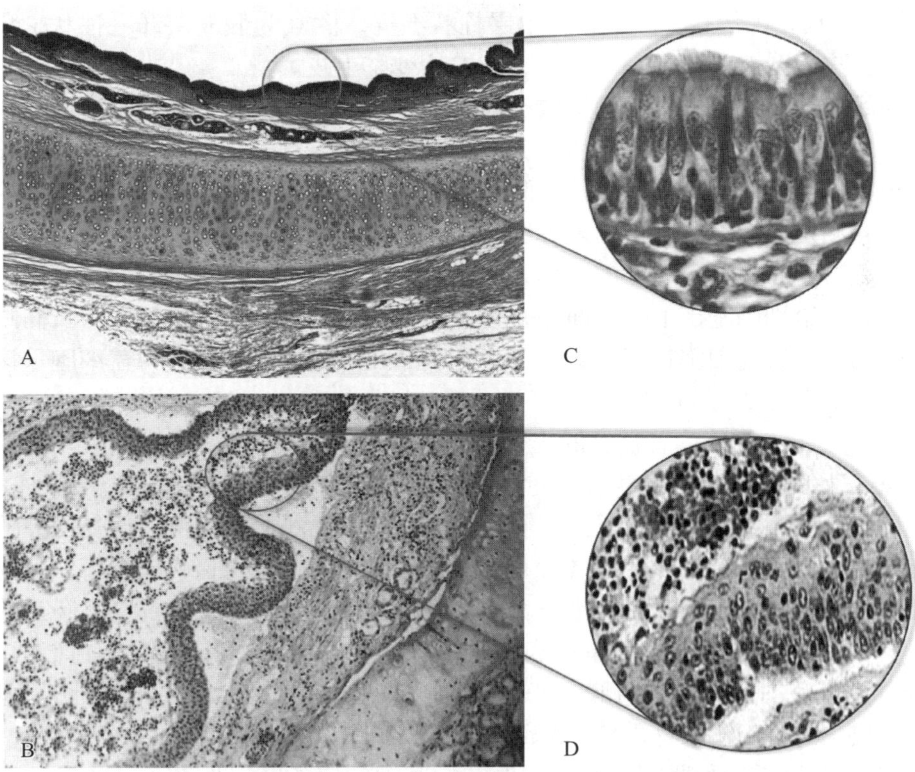

图 1–4　某器官正常与异常 HE 染色切片图

小组讨论并回答以下问题：

1. 图 A、B 是来自同一种器官的切片，这是何种器官？

2. 图 C、D 中上皮组织的类型分别是什么？

3. 图 A、C 为生理状态下的切片，图 B、D 为病理状态下的切片。促使图 C 中的结构转变为图 D 中的结构的刺激因素可能是什么？这种转变会导致哪些后果？

4. 指出该种上皮组织中哪些细胞负责再生？这些细胞分布于上皮的哪些位置？

【问题解析】

案例一

1. 图 A 中围成一圈的结构为滤泡，滤泡壁由上皮组织构成；图 B 中 3 个向右上方的突起为绒毛，绒毛的最外层由上皮组织构成；图 C 中均为上皮组织，游离面向上；图 D 中浅紫色与深紫色的多层细胞组成上皮组织；图 E 中最表层的一层细胞为上皮组织；图 F 中密集排列、有长椭圆形细胞核的多层细胞组成上皮组织。

2. 图 A 为单层立方上皮，图 B 为单层柱状上皮，图 C 为假复层纤毛柱状上皮，图 D 为复层扁平上皮，图 E 为单层扁平上皮，图 F 为变移上皮。

上皮组织的类型主要依据细胞层数、表层细胞与细胞核形状及其他特征性结构进行辨识。例如：图 C 上皮组织中可见细胞核大致排列为 3 层，且形态不一，最上层的核呈椭圆形，体积最大，染色略浅；最下层的细胞核染色较深，体积较小。这种上皮组织的细胞看似为复层，实则是单层，因其中的多种细胞高度不同，但都位于同一基底面的基膜上，同时，游离面上有很多纤毛分布，因而称为假复层纤毛柱状上皮。图 F 为变移上皮，作为一种复层上皮，其鉴别则基于上皮表面是否含有盖细胞，图正中上方可见 1 个长椭圆形细胞核，其走行与下方其他细胞核相垂直，类似“躺”在表面的细胞，即为盖细胞，该细胞体积较大，可覆盖下方 2～3 个细胞。

3. 上述上皮分布在体内各器官的内表面或外表面，均为被覆上皮。

单层立方上皮：内衬于甲状腺滤泡和部分肾小管，图 A 为甲状腺；单层柱状上皮：内衬于胃、小肠、大肠、胆囊、子宫、输卵管等，图 B 为小肠壁内侧；假复层纤毛柱状上皮：内衬于大部分呼吸道（鼻腔、气管和支气管）以及男性生殖道的输精管、附睾管，图 C 为气管壁内侧；复层扁平上皮：覆盖表皮，或内衬口腔、咽部、食管、直肠远端、肛门和阴道等，图 D 为食管壁内侧；单层扁平上皮：内皮内衬于心脏腔室和血管、肺中的肺泡、部分肾小管，间皮分布于胸膜、心包膜和腹膜表面，图 E 为小肠壁外侧，即腹膜表面；变移上皮：内衬于输尿管、膀胱及部分肾盂，图 F 为膀胱壁。

4. 被覆上皮是所分布器官主要功能的结构基础，使各器官具有各自特点。不同类型的上皮组织在所分布的器官中功能举例如下。

（1）单层立方上皮：肾内肾小管的单层立方上皮负责对原尿的重吸收和过滤，有效重吸收水分、电解质等重要物质回血液，并帮助排除废物，保证物质交换的高效性，维持体内环境稳定，参与调节尿液成分和浓度，确保机体的水、电解质和酸碱平衡。

（2）单层柱状上皮：小肠的单层柱状上皮主要负责消化与吸收，其表面有微绒毛，大大增加了吸收面积，有助于快速吸收食物中的营养成分；这些细胞分泌消化酶，促进食物进一步分解为可吸收的小分子，并含有杯状细胞，分泌黏液保护肠壁，维持适宜的消化环境，确保营养物质高效地被吸收进入血液循环。

（3）假复层纤毛柱状上皮：气管内的假复层纤毛柱状上皮通过杯状细胞分泌黏液捕捉粉尘和颗粒物，纤毛协调摆动将这些异物向喉部运输并排出体外，同时分泌免疫球蛋白 A

提供免疫保护。

（4）复层扁平上皮：食管内的复层扁平上皮具有保护功能，能耐受食物通过时的机械性摩擦，其多层结构为食管提供坚固的屏障，防止物理性损伤及有害物质侵入。如果复层扁平上皮的表层细胞角质化则可增强防护效果，如皮肤的表皮。这种上皮因表层扁平细胞似鱼鳞状，也称作鳞状上皮。

（5）单层扁平上皮：血管内的单层扁平上皮（即内皮细胞层）极薄，能提供一个光滑的表面，减少血液流动阻力，调节血管的收缩与舒张，参与血压调控。内皮细胞能分泌多种生物活性物质，如一氧化氮，有助于维持血管张力及抗血栓形成，同时在炎症反应和免疫过程中也扮演重要角色。心包腔、胸腔、腹腔这三个体腔的内表面也分布单层扁平上皮，称为间皮，贴于心包膜、胸膜与腹膜的表面，同样提供光滑的表面，有利于其中的器官活动。

（6）变移上皮：膀胱内的变移上皮能够根据膀胱的充盈状态调整其厚度和细胞层数，从而适应容量变化。在空虚时，它较厚，以保护膀胱壁；充盈时，细胞变平，减少层数，允许膀胱扩张而不损伤组织。此外，它还提供屏障功能，防止尿液中的有害物质侵蚀膀胱壁，并能在排尿过程中保护下尿路免受反流尿液的影响。

案例二

1. 图 A 与图 B 为纤毛的显微结构和超微结构，而图 C 与图 D 为微绒毛的显微结构和超微结构。在光镜下与电镜下观察时，可根据一些特点识别这两种结构。

（1）光镜下纤毛与微绒毛的识别：图 A 的上皮组织游离面（朝向空白处）可见很多细小的短毛状突起，即为纤毛。纤毛形成厚度一致的表层结构，嗜酸性染色，在这些突起的起始处，一条强嗜酸性（深紫红色）线状结构清晰可见，为细胞内靠近细胞膜处的纤毛基体（basal body）集合所形成，纤毛数量很多时可由此特征识别纤毛。图 C 的上皮组织游离面上微绒毛形成一条深紫红色的粗线，又称纹状缘，因微绒毛的长度与直径均远小于纤毛，因而，光镜下无法看到一根一根的微绒毛。

（2）电镜下纤毛与微绒毛的识别：纤毛较长，直径较大，长度一般为 5 ~ 10 μm。纤毛具有较复杂的内部结构，由多条与纤毛走行同向的轴丝组成，包含 9 组外围的双联微管和 2 个中央单微管（“9+2”排列）。图 B 中伸向左上角的条状结构是一根纤毛的纵切面，其内可见 3 根轴丝。相比之下，微绒毛没有轴丝的结构，而是由细胞膜包裹着细胞质形成，细胞质内有肌动蛋白纤维束，图 D 无法看清。微绒毛较短，直径较小，长度为 0.5 ~ 1 μm。

2. 纤毛与微绒毛的功能不同，表现为所分布的器官功能不同。

（1）纤毛的功能：分布于呼吸道上皮的纤毛，通过协调一致的摆动动作，将含有捕捉到的灰尘、细菌等杂质的黏液从肺部向喉部方向移动，这一过程称为黏液纤毛清除机制，有助于保持呼吸道的清洁和通畅。

（2）微绒毛的功能：分布于小肠上皮组织中的微绒毛显著增加了小肠内壁的表面积，即使是相对短的小肠也能实现对食物中营养成分的高效吸收。微绒毛表面有许多酶附着，并富含转运蛋白和其他分子，能够分解食物分子，并选择性地将分解后的营养物质转运到小肠上皮细胞内，然后进入血液循环系统。

3. 纤毛与微绒毛结构异常，可能是病原体感染与环境有害因素后天造成，也可能是基因异常先天造成。

（1）上皮组织中纤毛结构异常常见于以下几类疾病：①呼吸道感染，反复的细菌或病毒感染可以损害呼吸道上皮细胞中的纤毛，导致其功能下降。例如，流感病毒、腺病毒等感染后可能会破坏纤毛结构，减弱黏液纤毛清除异物的功能。②慢性阻塞性肺疾病，包括慢性支气管炎和肺气肿，长期暴露于有害气体或颗粒物（如吸烟或空气污染）可导致呼吸道纤毛上皮受损，纤毛数量减少及功能障碍，影响正常的黏液清除能力。③不动纤毛综合征，属于原发性纤毛运动障碍的一种，是一种遗传性疾病。患者由于纤毛内部结构缺陷或动力蛋白臂缺失等原因，纤毛无法正常摆动，从而引起一系列症状，如慢性呼吸道感染、鼻窦炎和听力损失等。

拓展阅读 1–1 不动纤毛综合征

（2）上皮组织中微绒毛损伤常见于影响小肠和其他富含微绒毛组织的疾病。这些疾病通常会导致吸收不良和其他消化系统相关的问题。乳糜泻是一种免疫介导的小肠疾病，对麸质（存在于小麦、大麦和黑麦中的蛋白质）产生异常免疫反应，损害小肠内壁的微绒毛，导致其长度缩短或完全消失，从而严重影响营养物质的吸收。人类免疫缺陷病毒（HIV）感染相关的小肠病是由于艾滋病患者免疫系统的削弱，可能会出现小肠结构的变化，包括微绒毛的萎缩或损伤，这会影响营养物质的正常吸收。微绒毛包涵体病，也称为先天性微绒毛萎缩，是一种罕见的常染色体隐性遗传病，由 MYO5B 基因突变引起，其功能障碍影响细胞膜的稳定性和更新，干扰微绒毛的正常形成和维持，在小肠上皮细胞中出现异常的微绒毛结构变化和微绒毛包涵体，导致严重的吸收不良。

案例三

1. 图 A—D 上皮组织的类型依次是未角化的复层扁平上皮、假复层纤毛柱状上皮、单层矮柱状或立方上皮和单层扁平上皮，可根据以下特点进行辨识。

图 A 中紫红色结构为上皮组织，多层相同形状的细胞，靠近表层的细胞核较深层的细胞核更扁平，最表面的细胞依然有完整的细胞核存在，无角化层，根据这些特征进行识别。图 B 中的结构根据游离面的纤毛、多层不同形状的细胞进行识别。图 C 中上皮组织分布于管状结构，即细支气管的内壁，图中左侧可见一半环状粗线条，为管壁上的平滑肌，平滑肌右侧为上皮组织，根据单层整齐排列的细胞进行识别。图 D 中圈形结构为肺泡，肺泡壁上少量有扁平细胞核的细胞为 I 型肺泡细胞，构成单层扁平上皮的主体；其他圆形细胞核的多为Ⅱ型肺泡细胞，一同构成单层扁平上皮。

2. 这些上皮组织分布于呼吸道的不同位置，承担不同的功能。

未角化的复层扁平上皮：分布于咽部与喉部的部分区域，可黏附和阻挡空气中的尘埃等异物。假复层纤毛柱状上皮：产生黏液，黏附和排出吸入气体的颗粒物和微生物。单层矮柱状或立方上皮：分泌酶类物质，溶解气道的黏液性分泌物，为气体交换创造条件。单层扁平上皮：面积大，壁薄，进行气体交换。

3. 我们能体会到人体内结构与功能息息相关，表现为：

（1）适应性：上皮的变化显示了呼吸系统不同部位对其功能的适应性。例如，鼻腔的假复层纤毛柱状上皮适于过滤和湿润空气，而肺泡的单层扁平上皮则优化了气体交换。

（2）功能特化：每种上皮类型的特化结构支持其特定功能。例如，气管的单层柱状上皮和支气管的单层立方上皮主要负责保护和分泌，肺泡的单层扁平上皮则专注于高效的气体交换。

（3）临床相关性：理解上皮的渐进变化有助于临床诊断与治疗。如针对肺部疾病的药物递送系统设计等。

视频 1–1 人体内结构与功能的关系

案例四

1. 图 A、图 B 两张切片均来自气管。

辨识依据：图 A 显示了气管的三层结构，中层清晰可见、嗜碱性呈紫色的较厚一层为透明软骨，是气管壁上的特征性结构，透明软骨上方深紫色团块状结构为气管腺，最上方的一层则为上皮组织；图 B 中右下角较厚一层也是透明软骨，染色较浅，其左侧可见团状气管腺分布，再向左侧呈波浪状走行的带状结构为气管上皮。

2. 图 C 显示的是假复层纤毛柱状上皮，而图 D 显示的是复层扁平上皮。

3. 这种从图 C 结构到图 D 结构发生的转变称为上皮组织化生，通常是由于长期的慢性刺激或损伤，如吸烟引起的持续伤害。这种变化在微观层面上是一种适应性改变，其中气管内的假复层纤毛柱状上皮逐渐被复层扁平上皮所取代。

虽然复层扁平上皮对外界刺激的耐受能力是增强的，但是这种病理过程增加了呼吸道感染的风险，因为复层扁平上皮缺乏清除分泌物和异物所需的纤毛结构。此外，如果刺激持续存在，这种化生可能变得不可逆，进一步增加慢性阻塞性肺疾病等疾病的发生风险。

4. 在假复层纤毛柱状上皮中，基细胞充当干细胞的角色。基细胞具有分裂和分化为其他类型细胞的能力，负责上皮的生理性更新及病理状态下的修复。在生理条件下，基细胞能够根据需要转变为纤毛细胞、杯状细胞等，维持上皮组织的稳态和功能。

第2章 固有结缔组织

固有结缔组织是结缔组织的主要类型之一，由细胞和丰富的细胞外基质组成，具有连接、支持、保护、营养和修复等功能，其细胞外基质包括纤维（胶原纤维、弹性纤维和网状纤维）、基质（蛋白多糖和糖蛋白）及组织液。胶原纤维提供抗张强度，弹性纤维赋予组织弹性，网状纤维则构成微细支架。基质中的蛋白多糖和糖蛋白形成水化凝胶，为细胞提供微环境并参与物质交换。

固有结缔组织的细胞种类多样，包括成纤维细胞、巨噬细胞、肥大细胞、浆细胞和脂肪细胞等。成纤维细胞是主要的功能细胞，负责合成和分泌细胞外基质成分；巨噬细胞具有吞噬和免疫调节功能；肥大细胞参与过敏反应和炎症反应；浆细胞分泌抗体，参与体液免疫；脂肪细胞则储存能量并分泌激素。

固有结缔组织根据其结构和功能特点可分为疏松结缔组织、致密结缔组织、脂肪组织和网状组织。疏松结缔组织广泛分布于器官之间和细胞之间，具有支持、连接和防御功能；致密结缔组织以纤维为主要成分，分为规则和不规则两种，见于肌腱、韧带和真皮等部位，提供强大的机械支持；脂肪组织由大量脂肪细胞聚集而成，分为白色脂肪组织和棕色脂肪组织，分别负责能量储存和产热；网状组织由网状细胞和网状纤维构成，主要分布于造血器官和淋巴器官，为血细胞和淋巴细胞提供微环境。

固有结缔组织具有较强的再生和修复能力，但在损伤后可能形成瘢痕组织。其功能异常与多种疾病相关，如纤维化疾病、炎症性疾病和肿瘤等。

本章案例的学习目标：

1. 概括结缔组织的特点、分类与起源。

2. 描述疏松结缔组织的组成（纤维、基质和细胞），辨识胶原纤维和成纤维细胞的结构特点，总结其他组成成分的特点。

3. 比较致密结缔组织、脂肪组织、网状组织的结构特点、功能及分布。

案例一

一位医学生在观察气管切片时采集到以下几幅图（图 2–1），其中图 A 为气管壁的低倍镜图，图 B、C、D 分别来自图 A 中三处红框内结构。

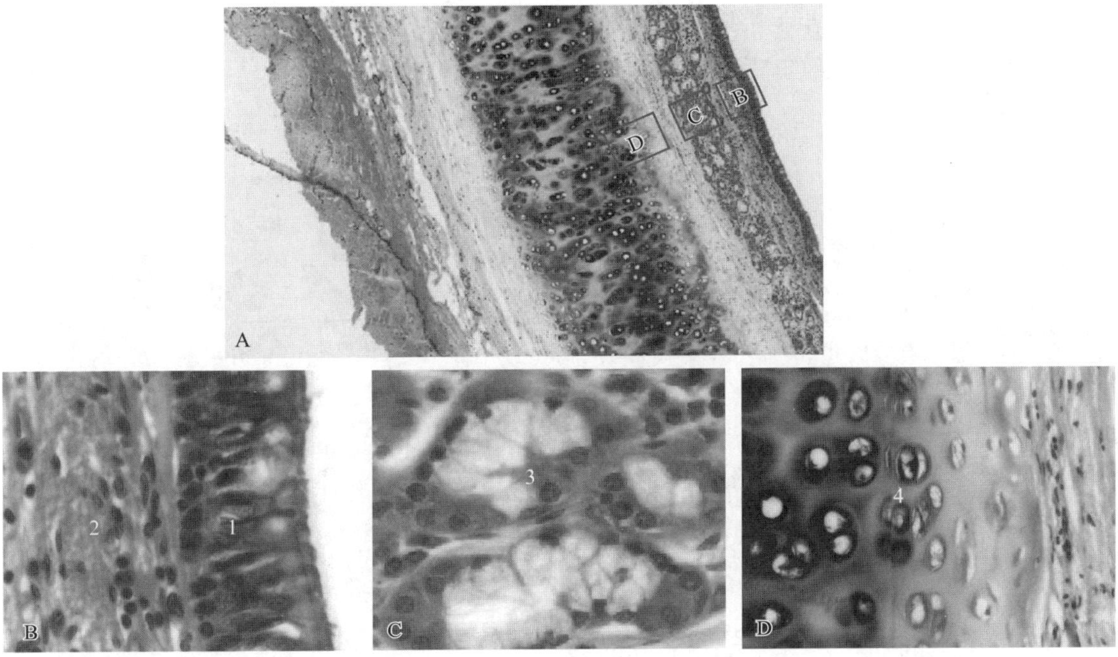

图 2–1　气管管壁 HE 染色切片图

小组讨论并回答以下问题：

1. 辨识图 B、C、D 中标记 1、2、3、4 的组织结构名称。
2. 讨论图 B 中结构 1 与结构 2 组织特征的不同之处。
3. 讨论图 B 中结构 1 和图 C 中结构 3 上皮细胞的结构与功能有何不同。
4. 讨论图 B 中结构 2 可能的细胞组成。

案例二

以下是两种方法显示疏松结缔组织结构的图片（图 2–2）。

方法一：将实验动物活体皮下注射台盼蓝染料，每天注射 1 次，注射 3 天后取皮下组织适当拉伸，制成铺片，最后采用醛复红 – 偶氮洋红染色。图 A 是这种特殊染色方法后的结果，用于区分疏松结缔组织内不同类型细胞和组织成分；图 B 为局部放大。

方法二：取疏松结缔组织常规固定后进行 HE 染色。图 C 为染色后的疏松结缔组织，图 D 为局部放大。

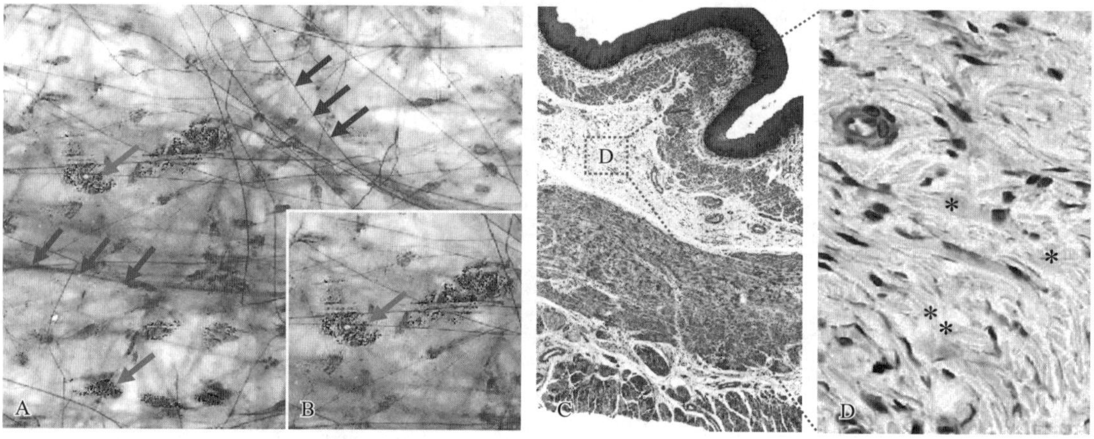

图 2–2　两种制备方法的疏松结缔组织镜下图

观察图片中的结构，小组讨论并回答以下问题：

1. 辨识图 A、B、C、D 中箭头与星号代表的结构名称。

2. 这 4 幅图都是染色后的疏松结缔组织，讨论图 A、B 和图 C、D 两种染色方法呈现的不同组织结构特征，并予以解释。

3. 讨论图 A 与图 B 中绿色箭头所示细胞的结构特点及功能。

4. 结缔组织病泛指结缔组织受累的疾病，表现为结缔组织的慢性炎症，会波及身体很多组织器官。查找常见的疾病类型，讨论其中的结缔组织异常结构及其导致的异常现象。

【问题解析】

案例一

1. 图B中结构1为上皮组织，属于被覆上皮中的假复层纤毛柱状上皮；图B中结构2为固有结缔组织中的疏松结缔组织；图C中结构3为上皮组织，属于腺上皮，在气管中称为气管腺；图D中结构4为软骨组织中的透明软骨。

2. 这两种组织可从细胞与细胞间质的组合特征进行区分。

（1）图B中结构1为上皮组织中的被覆上皮，细胞排列紧密，细胞多，间质少；细胞有极性，大都无血管，神经末梢多。图中的上皮组织中清晰可见两种细胞密集有序排列，细胞核与细胞质完整，细胞间质位于两个相邻细胞之间，因其量少无法显示，神经末梢亦无法显示。

（2）图B中结构2属于固有结缔组织，细胞数量少，种类多，细胞间质多，细胞无极性，散居于细胞间质内，无基膜，有丰富的血管和神经。图中此结构可见散在分布的多个蓝紫色细胞核，细胞分界无法看清，细胞核大小不等、形状不同，即属于不同类型的细胞，此处无法准确分辨细胞类型。细胞核之间嗜酸性结构大多为细胞间质，其中因胶原纤维多，染为粉红色。

图B中结构1与结构2两种组织之间的粉红色均质线条为基膜，由两种组织共同形成。

3. 图B中结构1为被覆上皮，图C中结构3为腺上皮，可根据其位置与结构特征予以辨识。

（1）被覆上皮主要覆盖于所属器官外表面或衬贴于各种管腔、囊的内表面，成为与外界之间的完整分界，主要具有保护、吸收、分泌和排泄等功能。

（2）腺上皮由胚胎发育时被覆上皮凹陷于下方的结缔组织中形成，因而其分布位置并不位于器官表面。腺上皮可继续形成管或泡状的分泌部，如图C中结构3所示为3个形状不等的腺泡，腺泡壁上的腺细胞游离面朝向中央的腺泡腔，腺细胞具有分泌功能，分泌物进入腺泡腔后，再由腺上皮形成的导管运输至器官表面。

4. 图B中结构2为疏松结缔组织，其中细胞数量少，但类型多。疏松结缔组织中的主要细胞为成纤维细胞，合成与分泌细胞间质中的纤维与基质。在机体的不同功能状态下，免疫细胞游走于疏松结缔组织中，如巨噬细胞、浆细胞、肥大细胞、血液中的白细胞等，它们的数量和分布因分布部位和功能状态不同而不同，这些细胞共同协作，确保疏松结缔组织支持、连接、保护和修复等多种生理功能。图B中结构2的切片为HE染色，其中的细胞类型无法准确区分，可采取免疫组化等方法辨识。

案例二

1. 兔皮下组织铺片图A与图B中，可见粗细不一、粉红的线条。蓝色箭头所示为粗大的胶原纤维，红色箭头所示是细小的弹性纤维，绿色箭头所示是巨噬细胞。

食管切片图 C 与图 D 中，图 D 是图 C 的局部放大，代表的是疏松结缔组织，图 D 中蓝色星号是浅粉红色、排列疏松的纤维。细胞散居于细胞间质内，无极性。

2. 图 A 与图 B 是兔皮下组织铺片，由于制作过程中采用铺片方法，可良好地保存纤维的状态。经醛复红与偶氮洋红特殊染色后，图中紫红色粗带状、较模糊的结构为胶原纤维，紫红色细线状、末端常有弯曲的结构为弹性纤维。兔皮下组织铺片在制作过程中已活体注射台盼蓝，巨噬细胞可吞噬染料，故胞质内可见大小不一染料颗粒的细胞为巨噬细胞。在纤维和细胞之间充满无定型的基质。

图 C与图 D 是食管切片 HE 染色。由于 HE 染色对纤维的显色效果不佳，故无法清晰分辨纤维的种类和形态，仅可辨别出一些浅粉红色、排列疏松的纤维，大多为胶原纤维。

3. 图 A 与图 B 中绿色箭头所指的细胞是巨噬细胞，是体内具有强大吞噬能力的免疫细胞，数量多，分布广泛。图中皮下组织中显示了较多的巨噬细胞，是提前活体注射染料的结果。当局部注射染料后，可招募周围来源于单核细胞的巨噬细胞不断聚集，以吞噬外来的染料颗粒，因而铺片中吞噬染料颗粒所形成的轮廓即为巨噬细胞胞质的形状与位置。

巨噬细胞形态多样，并可随功能状态不同而改变。细胞表面常有短圆形突起，功能活跃者常伸出较长的伪足而形态不规则。细胞核较小，多为偏中心位，着色深，核仁不明显。胞质丰富，多呈嗜酸性，常含有空泡和吞噬颗粒。电镜下，细胞表面有皱褶、微绒毛和球形隆起，胞质内含有大量初级溶酶体、次级溶酶体、吞噬体、吞饮小泡和残余体。此外，还有较多的粗面内质网、微管与微丝等。巨噬细胞是机体内重要的防御细胞，具有趋化作用、吞噬作用、分泌作用以及参与和调节免疫应答的功能。

4. 结缔组织病主要为固有结缔组织结构异常导致的多种疾病，表现为所在部位的支持、连接和保护功能异常的现象。以下是几种与固有结缔组织结构异常相关的疾病。

（1）系统性红斑狼疮（systemic lupus erythematosus，SLE）：一种自身免疫病，免疫系统攻击自身的结缔组织，引起血管炎、免疫复合物沉积、基膜增厚及纤维化等改变，导致炎症和组织损伤。如患者皮肤、肾和其他器官的小血管周围的纤维蛋白样坏死，表现为结缔组织结构内沉积免疫复合物及补体成分等无定形物质，导致局部细胞死亡。

（2）硬皮病（系统性硬化症，systemic sclerosis，SSc）：是一种以皮肤和内脏器官中结缔组织纤维化、血管病变及自身免疫异常为特征的慢性疾病。硬皮病的显著特点是成纤维细胞活性增强，导致大量胶原蛋白在皮肤和其他受影响的器官中过度合成与沉积，引起皮肤增厚与紧绷，并最终影响到内部器官的功能。

（3）马方综合征（Marfan syndrome）：是一种遗传性结缔组织疾病，主要由编码原纤维蛋白 -1（fibrillin-1）的基因突变引起。这种蛋白质是微纤维的主要成分之一，对维持弹性纤维和结缔组织的整体结构与功能至关重要。这种基因突变导致骨骼、眼睛、心血管系统等多个部位的问题，患者可表现为身材高大、四肢细长、晶状体脱位及主动脉瘤或夹层的风险增加。

第3章 血液和血细胞的发生

血液是一种流动的结缔组织，由血浆和血细胞组成，负责运输氧气、营养物质、代谢废物和激素，并参与免疫防御和体温调节。

血浆是血液的液体成分，占血液体积的55%，主要由水、电解质、蛋白质（如白蛋白、球蛋白和纤维蛋白原）和有机分子组成。血细胞包括红细胞、白细胞和血小板，占血液体积的45%。红细胞呈双凹圆盘状，无核，富含血红蛋白，负责氧气的运输；白细胞分为粒细胞（中性粒细胞、嗜酸性粒细胞和嗜碱性粒细胞）和无粒细胞（淋巴细胞和单核细胞），参与免疫防御和炎症反应；血小板是骨髓巨核细胞脱落的细胞碎片，参与止血和血栓形成。

血细胞的发生称为造血，主要发生在骨髓中，分为髓系造血和淋巴系造血。髓系造血生成红细胞、粒细胞、单核细胞和血小板，淋巴系造血生成淋巴细胞。造血过程首先是造血干细胞分化，经历定向祖细胞、前体细胞和成熟细胞等阶段，受多种细胞因子和微环境调控。红细胞的发生经历原红细胞、早幼红细胞、中幼红细胞、晚幼红细胞和网织红细胞等阶段，最终成熟为无核红细胞；粒细胞的发生经历原粒细胞、早幼粒细胞、中幼粒细胞、晚幼粒细胞和杆状核粒细胞等阶段；血小板的发生由巨核细胞通过胞质分裂形成。血液的异常可导致多种疾病，如贫血、白血病和血小板减少症等。

本章案例的学习目标：

1. 概述血液的组成。
2. 辨识外周血中血细胞的结构特点，联系结构分析其基本功能。
3. 归纳血细胞的发生过程及血细胞在发生过程中形态改变的规律。

案例一

瑞氏染色（Wright's staining）是一种用于血液学检查中对外周血涂片进行染色的方法，主要用来观察血细胞的形态，其原理是基于细胞各成分对酸性和碱性染料的亲和力不同。染色时首先将干燥固定后的血涂片浸入瑞氏染液（由伊红和亚甲蓝等组成）中，再滴加缓冲液调整 pH，使不同细胞成分着色，便于在显微镜下识别各种血细胞类型及其异常变化。

以下各图是瑞氏染色的外周血的血涂片（图 3–1），注意观察染色后各种血细胞的细胞质与细胞核颜色与形状。

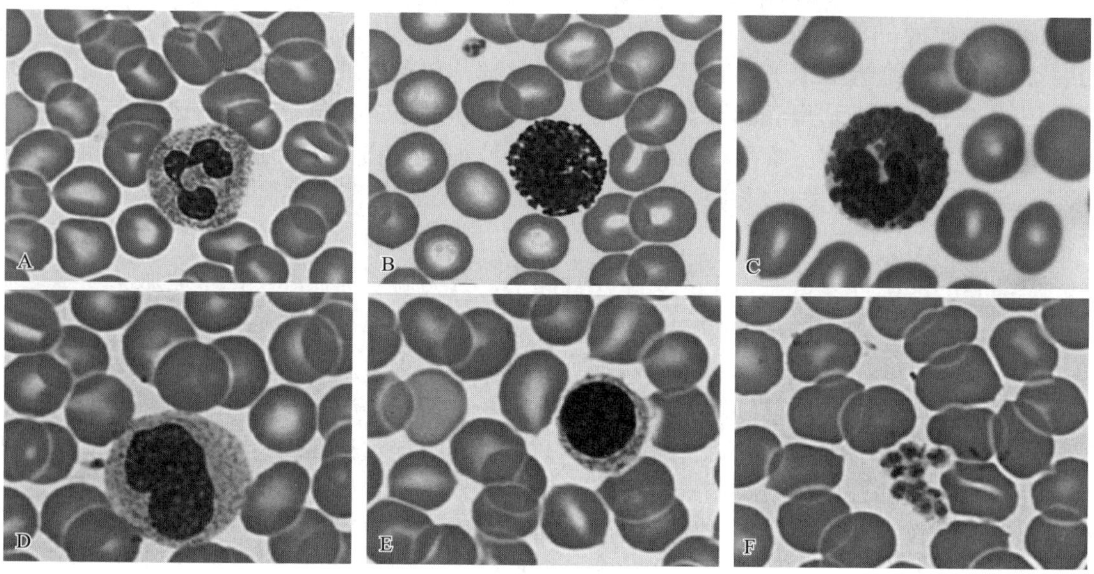

图 3–1　外周血的血涂片镜下图

小组讨论并回答以下问题：

1. 图中可以辨识出哪几种血细胞？
2. 辨识这些血细胞的依据有哪些？
3. 这些血细胞可以如何分类？分类的依据是什么？

案例二

图中的白细胞都是中性粒细胞（图 3–2），观察和比较各细胞的细胞核与细胞质的特点。

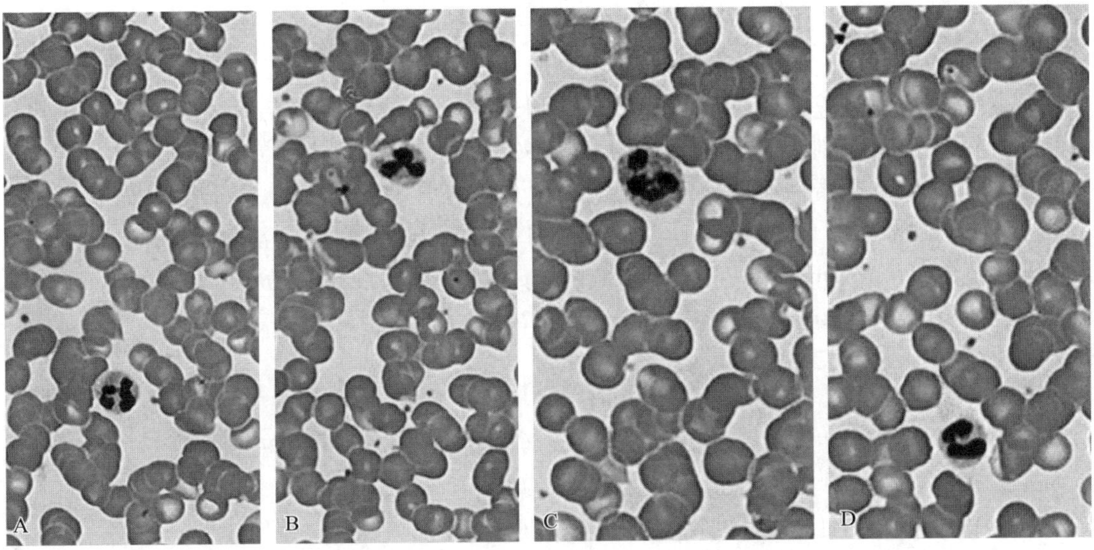

图 3–2　外周血的血涂片中的中性粒细胞

小组讨论并回答以下问题：

1. 这四个白细胞的细胞核形态不一致，但为什么都是中性粒细胞？
2. 图 C 与图 D 的中性粒细胞形态有何不同？这种不同具有何种医学意义？
3. 对患者进行血常规检查，可以检测出这种不同吗？

案例三

患者，女性，28 岁，办公室职员。主诉：进行性乏力、头晕 3 个月，加重伴活动后心悸 1 周。既往史：月经周期规律，但近 2 年经量增多，每次持续 5 ~ 7 天，每日需更换 6 ~ 8 片卫生巾；无慢性病或手术史。

自诉 3 个月前无明显诱因出现乏力、易疲劳，轻微头晕，休息后可缓解。未就诊，自行服用“红枣、阿胶”无效。1 个月前乏力加重，伴注意力不集中、指甲变脆，偶有耳鸣。同事发现其面色苍白，建议就医，患者未重视。1 周前轻微活动（如爬楼梯）后出现心悸、气短。晨起刷牙时牙龈出血，偶有头晕、目眩需扶墙站立。就诊于社区医院，查血常规，显示血红蛋白（Hb）72 g/L（成年女性正常范围 110 ~ 150 g/L），血小板计数 420×10^9/L［正常范围（100 ~ 300）$\times 10^9$/L］；铁代谢检查显示血清铁 3.5 μmol/L（成年女性正常范围 9 ~ 27 μmol/L），血清铁蛋白 8 μg/L（成年女性正常范围 12 ~ 150 μg/L），总铁结合力（TIBC）85 μmol/L（正常范围 45 ~ 72 μmol/L），转铁蛋白饱和度 4%（正常范围 20% ~ 50%），提示缺铁性贫血。

小组讨论并回答以下问题：

1. 患者患有缺铁性贫血，血红蛋白减少，红细胞的形态特点可能发生什么变化？
2. 患者的血小板计数略高于正常，是否与缺铁有关？
3. 患者可能的贫血原因是什么？

【问题解析】

案例一

1. 图中可辨识出以下各种血细胞。

图 A–F 的每张图中都有红细胞。除了红细胞之外，各图中分别可见：图 A 中性粒细胞，图 B 嗜碱性粒细胞，图 C 嗜酸性粒细胞，图 D 单核细胞，图 E 淋巴细胞，图 F 血小板。

2. 根据瑞氏染色后每种血细胞的细胞质颜色、胞质内颗粒大小与颜色，以及细胞核分叶与形状等主要特征进行辨识。

（1）红细胞：数量最多，无核、无细胞器，胞质红色，因双面凹的形态，细胞中央显示为浅染区。

（2）中性粒细胞：胞质颗粒密集而细小，染为淡紫色或肉粉色，杆状核或分叶核（图 A 中所示为分叶核）。

（3）嗜碱性粒细胞：胞质颗粒大小不均，染为蓝紫色，细胞核被颗粒所覆盖，不易辨识。

（4）嗜酸性粒细胞：胞质颗粒大小均匀且粗大，染为橘红色，往往与红细胞胞质颜色接近，细胞核可分两叶。

（5）单核细胞：细胞体积最大，细胞核一侧有切迹，胞质多，染为灰蓝色，颗粒细小不易辨识。

（6）淋巴细胞：细胞核圆形，核质更密集，其染色较单核细胞的细胞核更深，胞质少，染为蓝色。

（7）血小板：涂片后形态不规则，染为紫蓝色，颗粒多的中央区域深染，而周边浅染，并成群分布，图中显示为十几个血小板的聚集。

3. 根据不同的分类方法，这些血细胞可分为以下几类。

（1）按血细胞种类分类，分为红细胞、白细胞、血小板。其中白细胞按照光镜下胞质颗粒是否明显，可分为有粒白细胞（中性粒细胞、嗜酸性粒细胞、嗜碱性粒细胞）与无粒白细胞（单核细胞、淋巴细胞）。

（2）按血细胞形态分类，分为无核无细胞器（红细胞）、无核有细胞器（血小板）、有核有细胞器（白细胞）。

（3）按血细胞发生的来源分类，分为淋巴性造血干细胞来源（淋巴细胞）、髓性造血干细胞来源（除淋巴细胞外的其他血细胞）。髓性造血干细胞来源的血细胞还可分为粒单核系造血祖细胞来源（单核细胞、中性粒细胞）、嗜酸性粒造血祖细胞来源（嗜酸性粒细胞）、嗜碱性粒造血祖细胞来源（嗜碱性粒细胞）、红细胞系造血祖细胞来源（红细胞）、巨核细胞系造血祖细胞来源（血小板）。

视频 3–1　血涂片中各种血细胞的形态观察

案例二

1. 根据胞质染色与细胞核的特征，细胞体积比红细胞大，胞质染为浅紫红色，核分叶，可以辨识它们都是中性粒细胞。

四个白细胞的细胞核形态不一致，是因为细胞核有不同数量的分叶。中性粒细胞的细胞核分叶是其显著特征之一，有助于细胞的功能执行。中性粒细胞核通常分为 2～5 个叶，叶间通过细丝相连，这种分叶结构增加了细胞的灵活性和可塑性，使中性粒细胞能够更有效地穿过血管壁进入感染部位。

2. 图 C 的中性粒细胞核分叶为 4 叶，图 D 的中性粒细胞核分叶为 2 叶，这种核分叶数量的不同意味着两个细胞的成熟度不同，分叶越多意味着成熟度越高。

医学中，如果分叶多的中性粒细胞过多，称为核右移，通常与维生素 B_{12} 或叶酸缺乏有关，导致 DNA 合成障碍，进而引起红细胞前体细胞及中性粒细胞发育异常，表现为分叶过多的中性粒细胞增加。核右移可能导致白细胞功能下降，影响机体的免疫防御能力。

分叶少或不分叶的中性粒细胞过多，称为核左移，即在外周血中出现大量的未成熟中性粒细胞。如细菌感染时，尤其是急性化脓性细菌感染，机体为了对抗病原体，会加速骨髓释放未完全成熟的中性粒细胞进入血液循环。急性中毒、急性失血与白血病或其他骨髓增生性疾病也可导致中性粒细胞核左移现象发生。

3. 血常规检查不一定能检测出这种不同。

血常规检查主要提供血液中各种细胞成分的数量信息，包括红细胞、白细胞和血小板等的基本参数。对于中性粒细胞核左移或核右移的检测，需进一步具体分析。

核左移：血常规报告中可能通过观察“未成熟粒细胞”数量增加或“杆状核中性粒细胞比例”上升来间接提示核左移现象。如果血细胞分析仪可提供更详细的白细胞分类计数，有助于发现核左移。

核右移：需要通过显微镜下对外周血涂片进行直接观察来确认，特别是注意到分叶过多（多为 5 叶以上）的中性粒细胞比例是否异常增加，这种情况在血常规检查结果中不会直接显示。

案例三

1. 缺铁性贫血（iron deficiency anemia）时红细胞的形态特点发生明显变化，呈小细胞低色素性，有助于疾病的诊断。①红细胞体积变小，呈小细胞性，表现为红细胞平均体积（MCV）降低（< 80 fl）。铁是合成血红蛋白的关键元素，缺铁时血红蛋白生成减少，导致红细胞胞质发育不足，体积缩小。②红细胞血红蛋白含量减少，呈低色素性，红细胞平均血红蛋白浓度（MCHC）降低，红细胞中心淡染区扩大（中央苍白区）。血红蛋白合成不足，导致红细胞内血红蛋白含量减少，染色后呈现“低色素性”特征。③红细胞大小不均，红细胞分布宽度增加，表现为红细胞分布宽度（RDW）升高（> 14.5%）。缺铁时红细胞生成紊乱，导致红细胞体积大小不一，表现为大小不均。④异形红细胞增多，外周血涂片可见多种异形红细胞，如：靶形红细胞，红细胞中心及边缘深染，中间淡染，形似靶心；椭圆形红细胞，红细胞呈椭圆形而非正常的双凹圆盘状；碎片红细胞，红细胞破裂后形成的不规则碎片。缺铁导致红细胞膜稳定性下降，形态发生改变。⑤网织红细胞反应不足，计数正常或轻度升高，但与贫血程度不成比例。缺铁抑制红细胞生成，骨髓代偿性增生不足。

2. 缺铁性贫血不仅影响红细胞，还可能对其他类型的血细胞（如白细胞和血小板）产生一定影响。缺铁对白细胞的总体影响较小，白细胞计数一般维持在正常范围内；血小板计数正常或轻度升高（反应性血小板增多），缺铁可能刺激骨髓巨核细胞生成血小板，以代偿潜在的慢性失血，并可能导致血小板膜蛋白（如GPⅡb/Ⅲa）合成障碍，降低血小板黏附与聚集能力，从而引发出血倾向（如牙龈出血、鼻出血）。对骨髓造血的影响相对较明显，通常表现为红系增生，以代偿贫血状态，骨髓涂片可见红系细胞体积小、胞质少（小幼红细胞），粒系和巨核系形态正常。

3. 患者可能因长期月经过量造成缺铁性贫血，但仍需要排查其他隐性出血的可能性。

第4章 软骨与骨

软骨和骨是特殊的结缔组织，共同构成机体的支架系统，提供支持、保护和运动功能。

软骨由软骨细胞和细胞外基质组成，基质富含胶原纤维和蛋白多糖，形成坚韧而富有弹性的结构。根据基质中纤维的种类和含量，软骨分为透明软骨、弹性软骨和纤维软骨。透明软骨分布广泛，如关节软骨和肋软骨，基质中的胶原纤维较细且排列规则，提供抗压和减震功能；弹性软骨见于耳郭和会厌，基质中含有大量弹性纤维，赋予组织弹性；纤维软骨分布于椎间盘和关节盘，基质中富含粗大的胶原纤维束，提供强大的抗张强度。软骨细胞位于软骨陷窝内，负责基质的合成和维持。软骨无血管，营养依赖软骨膜的渗透，再生能力较弱。

骨是一种高度矿化的结缔组织，由骨细胞和钙化的细胞外基质组成，基质中含有大量的胶原纤维和羟基磷灰石结晶，赋予骨硬度和韧性。骨组织分为密质骨和松质骨。密质骨构成骨的外层，结构致密；松质骨位于骨内部，呈海绵状，由骨小梁构成。骨细胞包括骨原细胞、成骨细胞、骨细胞和破骨细胞，分别参与骨的形成、维持和重塑。骨发生有两种方式：膜内成骨和软骨内成骨。膜内成骨直接由间充质分化为骨组织，见于颅骨和锁骨；软骨内成骨先形成软骨雏形，随后被骨组织替代，见于四肢骨和躯干骨。骨的生长通过骺板的软骨内成骨实现，骨的修复和重塑则通过成骨细胞和破骨细胞的协同作用完成。软骨和骨的异常可导致多种疾病，如骨关节炎、骨质疏松和骨肿瘤等。

本章案例的学习目标：

1. 描述软骨组织的构成和功能，列举软骨的 3 种类型及其分布。
2. 描述骨组织中骨基质的组成、骨板的结构，列举骨组织中骨原细胞、成骨细胞、骨细胞和破骨细胞这 4 种细胞的结构和功能，了解骨膜结构和骨髓的特点。
3. 比较环骨板、骨单位、间骨板三种排列方式的特点，描述骨单位的结构。
4. 熟悉软骨的生长方式、骨发生的两种方式和基本过程。

案例一

软骨组织有 3 种类型，分布于不同器官中。图 4–1 中图 A 与图 B 来自 HE 染色的气管切片，图 C 为呼吸系统模式图，图 D 为另一种软骨组织镜下图。

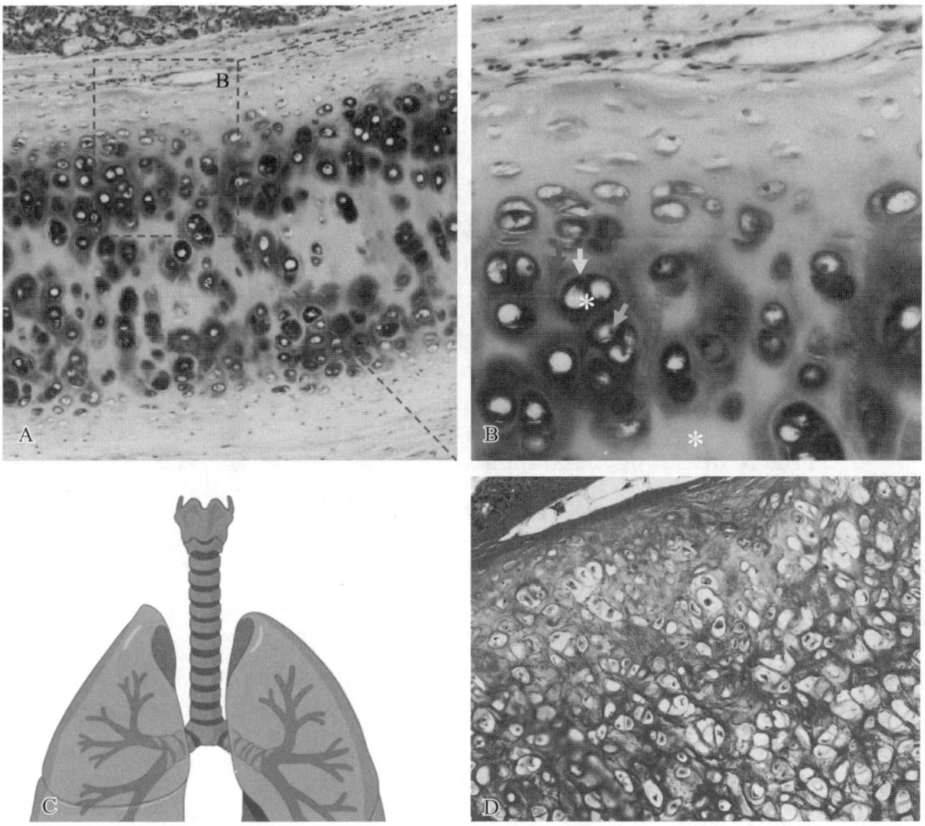

图 4–1　不同类型软骨的分布及镜下结构

观察图中结构，小组讨论并回答以下问题：

1. 辨识图 A 与图 B 中的软骨类型，并辨识图中箭头和星号代表的名称。

2. 图 A 取自气管的管壁。气管管壁上有“C”形透明软骨环，一层一层排列，如图 C 所示。这种排列方式有什么作用？

3. 图 D 也是一种软骨组织，可能是哪一种？与透明软骨相比具有什么特点？

4. 讨论软骨细胞的结构特点及功能。

5. 例举一种与软骨细胞结构异常相关的疾病。

案例二

骨磨片的图片中（图 4–2），标记 A、C、D 均为骨细胞，标记 B 为中央管。观察图中的结构关系。

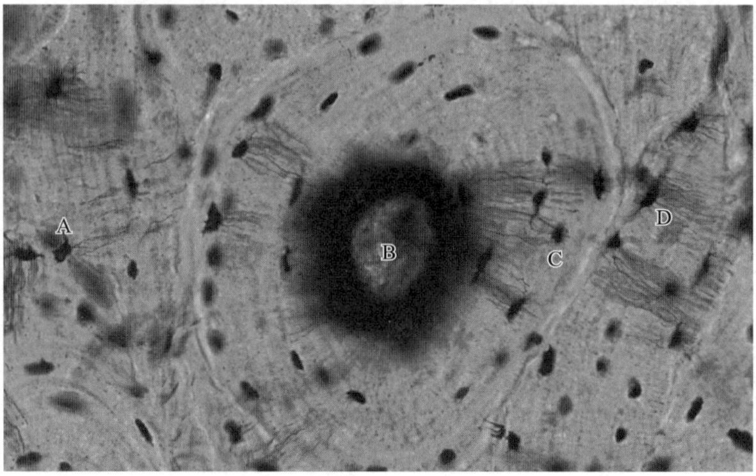

图 4–2　墨汁灌注骨磨片镜下图

小组讨论并回答以下问题：

1. 三个骨细胞之间彼此连通，这个判断是否正确？为什么？

2. 根据图中的结构，可以判断各骨单位形成时期的早晚，如标记 B 所属的骨单位形成早于标记 D 所属的骨单位。这个判断是否正确？为什么？

3. 图中是否有可能存在成骨细胞与破骨细胞？在图中的什么位置？

案例三

图 4–3 为 HE 染色的长骨发生切片。图 A 显示低倍镜下结构，图 B 显示高倍镜下结构。

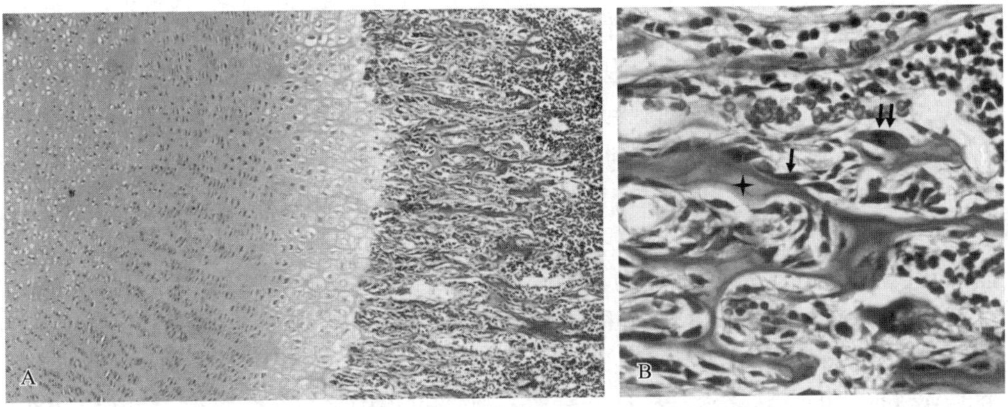

图 4–3　长骨发生的镜下图

观察图中结构，小组讨论并回答以下问题：

1. 区分图 A 中长骨发生时的各区域位置及名称，并讨论各区域的特点。
2. 辨识图 B 中箭头和星号标识的细胞与结构名称。
3. 讨论成骨细胞、破骨细胞的结构特点及功能。

【问题解析】

案例一

1. 图 A 与图 B 中软骨是透明软骨。

图 B 中蓝色箭头所示是软骨细胞。活组织的软骨细胞充满于软骨陷窝内，但在组织切片中由于软骨细胞皱缩，软骨细胞与软骨囊之间常出现间隙，图中以黄色箭头标识间隙。成熟的软骨细胞常成群分布，这些细胞由一个幼稚软骨细胞分裂增殖而来，称为同源细胞群，图中以红色星号标识。软骨组织的细胞外基质称为软骨基质，图中以蓝色星号标识，光镜下呈均质状。软骨细胞周围的薄层软骨基质，称为软骨囊，其中含硫酸软骨素多，嗜碱性强，染色深，形成一个富含水分且具有高亲水性的环境，该结构以红色箭头标识。

2. 气管壁上存在透明软骨具有重要作用。透明软骨环位于气管的外层，环绕着气管，为呼吸道提供支撑和保护作用。

透明软骨形成的环状结构能够防止气管在呼吸过程中塌陷，保持气道开放，确保空气可以自由进出肺部。这些透明软骨环之间有间隔，且软骨环并不完全闭合（呈“C”形），使气管具有一定的灵活性，便于颈部活动时向各个方向弯曲。当吞咽食物或液体时，由于气管软骨环不是完全封闭的，后方的食管可以向气管一侧适当扩张以容纳食物，适应体积变化。

3. 图 D 为弹性软骨，分布于气管上方的会厌中，会厌是调节人体呼吸和吞咽的软骨型结构。弹性软骨与透明软骨基本结构相似，但纤维类型与数量不同，并表现出不同特性。

（1）透明软骨分布较广，成体的肋软骨、关节表面、呼吸管道壁均分布透明软骨。细胞外基质中富含Ⅱ型胶原蛋白和大量的蛋白多糖（主要是聚集蛋白聚糖），赋予其特有的玻璃样外观和半透明特性。基质含有大量水分，使软骨既有良好的弹性和韧性，又能够承受压力。透明软骨中的胶原原纤维纤细，其折光性与基质的折光率相近。新鲜时透明软骨呈乳白色，半透明状，具有弹性和韧性，能承受压力、减震支持与维持形状。

（2）弹性软骨结构与透明软骨相似，但软骨基质中含有大量交织成网的弹性纤维，Ⅱ型胶原纤维较少。弹性纤维由弹性蛋白构成，使这种软骨能够在变形后迅速恢复原状。故弹性软骨新鲜时呈不透明的黄色，具有较强弹性。弹性软骨中无同源细胞群，软骨细胞单个分布于软骨基质中。

会厌中分布着弹性软骨，这是位于喉部上方的一个结构，主要功能是在吞咽时迅速封闭气管入口，防止食物或液体进入呼吸道，同时在呼吸和说话时不妨碍空气的流通。弹性软骨所具有的弹性和柔韧性可以使会厌进行必要的弯曲和变形动作，以便精确地控制气道的开放与关闭，而弹性软骨的强度还有助于会厌在完成吞咽动作后迅速恢复到原来的位置和形状，确保正常的呼吸和发声功能不受影响。

4. 软骨细胞的结构特点及功能总结如下：

幼稚的软骨细胞较小，呈扁圆形，单个分布，位于软骨组织的周边。从周边向深部，软骨细胞逐渐长大成熟。成熟的软骨细胞呈椭圆形或圆形，胞核呈圆形或卵圆形，染色浅淡，有1个或几个核仁，胞质弱嗜碱性。电镜下，软骨细胞表面有许多突起和皱襞，能够扩大表面积，有利于软骨细胞和基质的物质交换。胞质内含有丰富的粗面内质网和发达的高尔基复合体，能够合成和分泌软骨组织的基质和纤维，感知并响应外界的机械应力，调整自身的代谢活动以及细胞外基质的组成和结构，以适应不同的力学环境。

5. 以假性软骨发育不全为例，患者的软骨组织生长与发育异常。

假性软骨发育不全（pseudoachondroplasia，PSACH）是一种遗传性的骨骼发育障碍，主要特征是短肢型侏儒症，伴有严重的关节问题。PSACH 的发病机制与软骨寡聚基质蛋白（cartilage oligomeric matrix protein，COMP）基因突变密切相关。

COMP 基因位于人类第 19 号染色体上，其编码的蛋白质在维持软骨细胞外基质的结构和功能中扮演重要角色。COMP 蛋白参与调节胶原纤维的正确组装和稳定，对于正常的软骨形成及骨骼生长至关重要。COMP 基因突变时，导致其编码的蛋白质异常，无法正常地执行功能，并且会在软骨细胞内积累，形成内含体。这种异常积聚会对软骨细胞造成毒性影响，最终导致软骨细胞的死亡或功能障碍。随着软骨细胞数量减少或功能受损，软骨基质的生成也会受到严重影响，从而干扰骨骼的正常生长和发育过程，特别是长骨两端的骨骺区域，这解释了为什么患者会出现四肢短小及关节活动受限等问题。

案例二

1. 三个骨细胞之间是彼此连通的，尽管三个骨细胞不在同一个骨单位中，但可以借着管道相通。这个判断正确。

骨组织中的骨细胞通过骨小管和缝隙连接在同一骨单位（如哈佛系统）内互相连通，形成复杂的网络。骨小管是从骨陷窝辐射出的微小通道，充满组织液，用于物质交换和信号传递；缝隙连接则由连接蛋白组成，允许小分子（如离子、代谢物）在细胞间直接传递，协调骨组织的代谢活动。不同骨单位之间的骨细胞通过穿通管（perforating canal）和跨骨单位的骨小管互相连接，穿通管含有血管、神经和结缔组织，为骨细胞提供营养和信号传递通道。这种跨单位的连接使骨细胞网络能够协同感知机械应力、传递化学信号，并调节骨组织的适应性重塑和代谢平衡。

视频 4–1 骨组织的镜下结构观察

2. 这个判断前半句正确，后半句不正确。正确的表述应为：标记 B 所属的骨单位形成晚于标记 D 所属的骨单位。

在骨单位重建过程中，第一代骨单位（原始哈佛系统）与第二代骨单位（新形成的哈佛系统）在形态上发生显著变化。第一代骨单位通常结构较为简单，骨板排列相对不规则，骨陷窝和骨小管分布较为稀疏，且可能存在部分退化的骨细胞。随着骨重塑的进行，破骨细胞吸收旧骨组织，形成吸收腔，随后成骨细胞在吸收腔内沉积新骨基质，形成第二代骨单位。第二代骨单位结构更为规则，骨板呈同心圆排列，骨陷窝和骨小管分布密集且均匀，骨细胞网络更为完善，能够更有效地传递机械信号和营养物质。此外，第二代骨单位通常围绕中央管形成，血管和神经分布更为丰富，支持更高的代谢活性。这种从第一代到第二代骨单位的形态变化反映了骨组织在动态平衡中的适应性重塑，确保骨骼的力学强度和代谢功能的维持。

3. 图中结构存在成骨细胞与破骨细胞，位于标记 B 中央管的管壁骨膜与骨表面上。

在成熟的骨单位中，成骨细胞和破骨细胞主要存在于骨表面或哈佛管、穿通管周围，参与骨组织的动态平衡。成骨细胞和破骨细胞在骨单位的形成和重塑过程中起关键作用。成骨细胞负责合成和分泌骨基质，在骨单位形成初期沉积新骨，随后部分成骨细胞被包埋于骨基质中分化为骨细胞，而其余成骨细胞则凋亡或转化为骨衬细胞。破骨细胞是骨吸收的主要细胞，在骨重塑过程中吸收旧骨组织，为成骨细胞形成新骨单位创造条件。骨单位内的骨细胞通过骨小管网络感知机械应力并传递信号，间接调控成骨细胞和破骨细胞的活动，从而维持骨组织的代谢和力学功能。

案例三

1. 长骨如人体的四肢骨、躯干骨和部分颅底骨以软骨内成骨的方式成骨。其特点为在将要成骨的部位，间充质先分化为软骨，然后软骨逐渐被骨组织取代。

图 A 为长骨发生时的骨骺端纵切面，可从左向右依次观察到 5 个特征性的区域，反映了骨骼生长的不同阶段及其相关的细胞活动。①软骨储备区：位于最远端（最左侧），紧邻骨骺。软骨细胞较小，分散存在，软骨基质弱碱性，处于相对静止状态，作为储备库，准备在需要时进入增殖过程。②软骨增生区：软骨细胞快速分裂，形成同源细胞群纵向排列成柱状或条索状，垂直于骨骺线方向。这个过程增加了软骨的长度，为骨骼生长提供基础。③软骨成熟区：软骨细胞停止分裂，转变为较大的肥大软骨细胞，软骨基质变薄。这些细胞最终会经历凋亡，留下的空间将被新生骨组织填充，是骨骼延长的关键步骤之一。④软骨钙化区：软骨细胞成空泡状，胞核固缩，凋亡，软骨基质开始钙化，为破骨细胞和成骨细胞介导的骨重塑创造条件。⑤成骨区：成骨细胞在钙化的软骨基质表面成骨，形成小梁结构，使骨干得以增长。

2. 图 B 代表成骨区的典型结构。单箭头标记的是成骨细胞，可从单行排列、位于骨质表面及胞质嗜碱性等特征进行辨识；双箭头标记的是破骨细胞，可从位于骨质表面、体积巨大、胞核多个、胞质嗜酸性这些特征进行辨识；星号标记的是骨小梁，呈片状结构，厚薄不一，由弱嗜酸性的胶原纤维与骨细胞排列而成。

3. 成骨细胞，位于成骨活跃的骨组织表面，常排成一层，胞体较大，呈立方形或矮柱状。细胞表面有许多细小突起，可与邻近的成骨细胞或骨细胞的突起形成缝隙连接，协调发挥功能。细胞核位于远离骨组织的一端，大而圆，染色浅淡，核仁明显，胞质呈嗜碱性。电镜下可见大量粗面内质网、丰富的游离核糖体和发达的高尔基复合体。成骨细胞有活跃的合成功能，合成与分泌胶原纤维和有机基质，形成未矿化的细胞外基质，称类骨质。

破骨细胞，数量较少，常位于骨组织表面被吸收形成的小凹陷内。光镜下，破骨细胞的胞质呈泡沫状，多为嗜酸性。功能活跃的破骨细胞具有明显的极性，贴近骨基质的一侧有皱褶缘。皱褶缘在光镜下呈浅色带，在电镜下为大量不规则的指状突起，可扩大表面积。皱褶缘周围的环形胞质区含有较多微丝，缺乏其他细胞器，电子密度低，称为亮区。皱褶缘基部的胞质含有大量初级溶酶体、吞饮泡和次级溶酶体，远离骨组织的一侧胞质含有细胞核和丰富的细胞器，如粗面内质网、高尔基复合体、线粒体等。破骨细胞具有溶解和吸收骨基质的作用。

第5章 肌组织

肌组织分为骨骼肌、心肌和平滑肌 3 种类型，在结构、功能和分布上各有特点，但都通过肌丝滑动机制实现收缩，这一机制依赖肌动蛋白和肌球蛋白的相互作用。

骨骼肌是附着于骨骼上的横纹肌，通过肌腱与骨骼相连，其细胞呈长圆柱形，多核且横纹明显，受意识支配，属于随意肌。骨骼肌的收缩迅速而有力，但容易疲劳，其功能主要与身体的运动和姿势维持有关。骨骼肌纤维由许多肌原纤维组成，肌原纤维上排列着明暗相间的横纹，是肌动蛋白和肌球蛋白规则排列为明带与暗带所致。骨骼肌的收缩受运动神经元的支配，神经冲动通过神经肌肉接头传递到肌纤维，引发动作电位，最终导致肌丝滑动和肌肉收缩。

心肌构成心脏壁层，细胞呈短柱状，有分支并相互连接成网状结构，细胞核位于中央，也有横纹但不明显。心肌细胞间通过闰盘连接，增强细胞间的机械连接，并通过缝隙连接实现电信号的快速传递，使心脏能够同步收缩。心肌属于不随意肌，具有自动节律性，持续、有节律地收缩以维持血液循环。心肌收缩依赖钙离子的调节，钙离子通过 L 型钙通道进入细胞，触发肌质网释放更多钙离子，从而引发收缩。

平滑肌主要分布于内脏器官和血管壁中，细胞呈梭形，单核且无横纹，收缩缓慢而持久，也属于不随意肌。平滑肌的收缩主要受自主神经系统和激素调节，参与调节血管张力、消化道蠕动等功能。平滑肌细胞的收缩机制与骨骼肌和心肌有所不同，肌丝呈螺旋形排列，收缩速度较慢但能够维持长时间的张力。

本章案例的学习目标：

1. 认识肌肉组织的结构形态、超微结构及其相应功能。
2. 归纳不同种类肌细胞的正常微细结构特点与相互结构关系。
3. 理解肌肉组织的收缩机制，不同肌组织的体内分布及其与运动、代谢等的关系。
4. 解释常见的肌肉疾病及其病理机制。

案例一

图 A—F 为不同肌组织的镜下结构（图 5–1），其中图 A—C 为肌组织纵切面，图 D—F 为肌组织横切面。

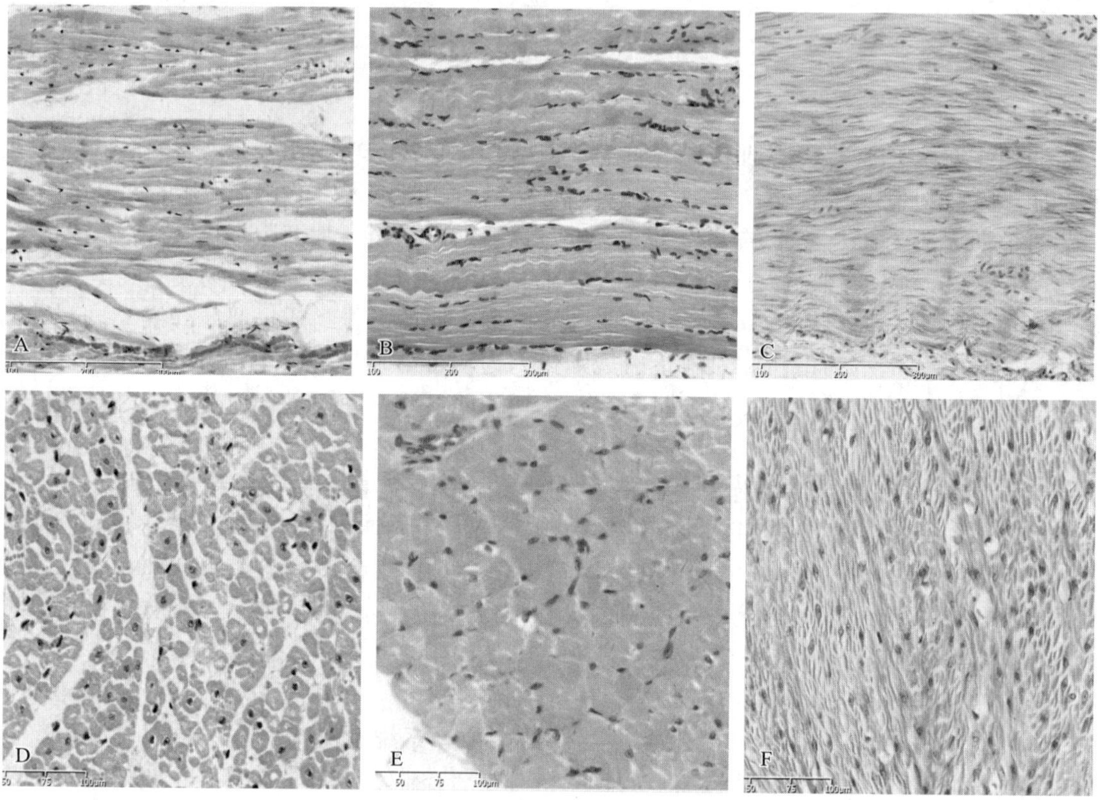

图 5–1　不同肌组织的纵切面与横切面镜下图

小组讨论并回答以下问题：

1. 这 6 幅图都是肌组织，根据图中的结构特征，归纳辨识的依据。
2. 这 6 幅图分别是哪一种类型的肌组织？根据哪些结构特征进行区别？
3. 采用表格的方式，总结与比较这三种肌组织的特征。

案例二

观察骨骼肌微观结构组成的模式图（图 5–2），图中已标记部分结构的名称。

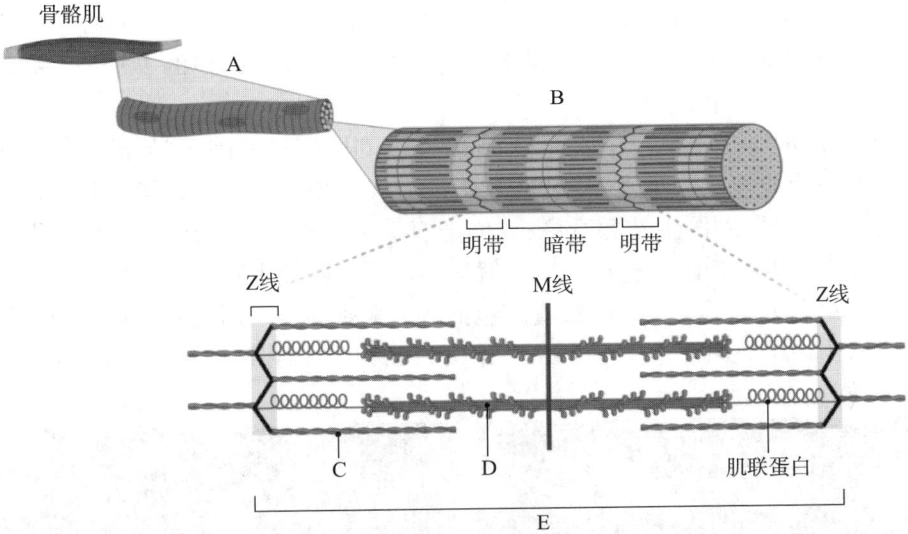

图 5–2　骨骼肌的组织结构模式图

根据图中结构关系及已标记的名称，小组讨论并回答以下问题：

1. 辨识图 A、B、C、D、E 五个结构的名称。

2. 当肌纤维收缩时，其长度变短，是由于肌纤维内一些结构长度变短了，但也有一些结构长度未变短。结合图中结构组合关系，讨论这些结构的变化情况。

3. 图中标记为“肌联蛋白”的分子连接于哪两个结构之间？有什么作用？

4. 由于长期训练，运动员的骨骼肌格外发达，肌肉体积变大，但如果停止训练，肌肉体积缩小。联系肌纤维的结构，讨论肌肉体积变大时肌纤维内结构的变化。

案例三

患者，男性，42 岁，坐轮椅由他的妻子推进了刘医生诊室。刘医生问："你好，是关节痛不好走路吗？"患者回答："不是啊，医生。我最近总感觉没力气，开始的时候还能走路，就是觉得累，但是现在路都走不动了，昨天在社区卫生服务中心查了一个化验指标，叫什么酶的，都上万了，社区让我来医院看看。"正说着，他的妻子把一张肌酸激酶的化验单放在了诊室的桌子上。

患者肌酸激酶水平很高，达到了 23 852 U/L。刘医生接着问："从没力气到现在有多久了？身上有没有皮疹？"患者答："从开始没力气到现在有 2 个月了，身上倒是没有发现什么特别的东西。"刘医生站起身说："你把双手举起来，不要让我压下去。"患者虽然能把双手举起来，但是刘医生轻轻一压，就举不住了，两侧大腿也是这样。

刘医生又给患者做了一些其他检查，包括双大腿磁共振、肌电图和肌炎抗体谱，同时请神经内科医生做了肌肉活检（图 5-3），最终诊断为多发性肌炎（polymyositis）。

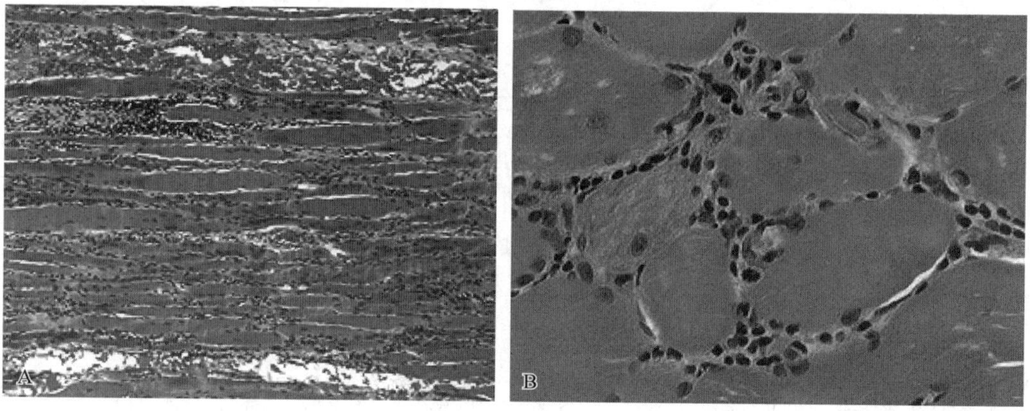

图 5-3　患者骨骼肌组织活检结果低倍镜（左）与高倍镜（右）图

根据案例资料与检查结果，小组讨论并回答以下问题：

1. 患者为什么出现走路乏力等症状？
2. 图 A 与图 B 中骨骼肌肌组织发生了什么变化？
3. 为什么患者的肌酸激酶水平高？

【问题解析】

案例一

1. 依据多个长条形的肌纤维及其排列方式进行辨识，可归纳肌组织的一般结构特征。

（1）细胞形态：肌组织由肌细胞（或称肌纤维）组成，这些细胞通常呈长纤维形，具有特殊的细胞形态，以适应其收缩和舒张的功能。图 A、B、C 中的肌纤维为纵切面，呈长条形；图 D、E、F 中的肌纤维为横切面，呈圆形、椭圆形或不规则形，肌纤维的走行与肌肉走行一致。

（2）细胞排列：肌细胞（肌纤维）平行排列，形成有序的束状结构。在一个肌束内，肌细胞大都保持同向排列，这种排列方式有助于肌肉的有效收缩和力量的传递。

（3）细胞结构：肌细胞内含有许多与细胞长轴相平行排列的肌丝，是肌细胞收缩和舒张的物质基础。6 幅图均为 HE 染色，以肌丝为主的肌细胞胞质为强嗜酸性，染为红色。

（4）收缩性：肌组织具有主动收缩和舒张的能力，这是其最显著的功能特点。肌细胞通过肌丝的相互作用产生收缩力，从而驱动身体运动与维持身体姿势。

2. 图 A 与图 D 为心肌的纵切面与横切面，图 B 与图 E 为骨骼肌的纵切面与横切面，图 C 与图 E 为平滑肌的纵切面与横切面。三种肌组织的结构特征见表 5–1。

3. 三种肌组织的特征比较，见表 5–1。

表 5–1　三种肌组织的显微结构与功能比较

特征	骨骼肌	心肌	平滑肌
体内分布	主要附着在骨骼上，也分布于舌、咽喉、食管等器官内	分布于心脏的心壁上	主要分布于管状器官管壁中，如胃肠道、泌尿生殖管、血管、淋巴管等
组织特征	随意肌，收缩时可产生较大力量	非随意肌，收缩有节律性	非随意肌，收缩不受意识支配，对各种化学递质敏感
细胞形态	长柱形，多核，有横纹	短圆柱状，一般有 1～2 个核，细胞有分支	长梭形，单核，无横纹
细胞器特征	肌原纤维丰富，含粗、细肌丝，明带与暗带交替排列	肌原纤维粗细不等，横小管较粗，肌质网稀疏	肌原纤维不发达，含密斑、密体、中间丝、细肌丝和粗肌丝
收缩方式	肌丝滑动，产生力量	肌丝滑动，收缩有节律性	肌丝滑动，收缩缓慢且持久
调控方式	受躯体运动神经支配和控制	受自主神经调控，细胞间通过闰盘传递信号	受自主神经调控，细胞间通过缝隙连接传递信息和电冲动
相应功能	使骨骼运动，维持身体姿势和平衡；高效产生力量	推动血液循环，为身体提供氧气和营养物质；高效节律性收缩	调节器官管腔大小，控制物质通过速度；缓慢持久收缩

续表

特征	骨骼肌	心肌	平滑肌
修复能力	受损后可通过再生和修复恢复功能，但恢复速度较慢	受损后修复能力有限，严重损伤可能导致心脏功能受损	受损后具有一定修复能力，但恢复速度较慢，且可能留下永久性损伤

案例二

1. 这五个结构的名称分别是：A 肌纤维，B 肌原纤维，C 细肌丝，D 粗肌丝，E 肌节。

2. 当肌纤维收缩时，肌原纤维、明带与肌节也同时缩短，但暗带长度不变。肌节结构中包含明带，而明带变短是由于动作电位的刺激使粗肌丝与细肌丝发生了相对滑动，两侧的 Z 线向 M 线靠拢，造成肌节缩短。一个肌原纤维由许多个肌节组成，一个肌纤维又由许多个肌原纤维组成。这样的组合关系形成的一系列联动最终改变了肌纤维的长度。

粗肌丝主要由肌球蛋白分子组成，细肌丝由肌动蛋白、肌钙蛋白与原肌球蛋白分子组成。当骨骼肌肌纤维收缩时，其内部结构发生一系列有序变化，主要包括以下几个过程：当神经冲动到达肌纤维时，引起终池（肌质网的膨大部分）释放储存的钙离子到肌质中。这些钙离子与细肌丝上的肌钙蛋白结合，引起肌钙蛋白构象变化，导致原肌球蛋白从肌动蛋白上的肌球蛋白结合位点移开，暴露出结合位点。随着肌动蛋白上的结合位点暴露，肌球蛋白头部可以与其结合形成横桥。接下来，通过一系列的能量依赖性步骤，包括肌球蛋白头部形状的改变、ADP 和磷酸基团的释放以及新的 ATP 分子的结合，横桥会弯曲并产生力量，将细肌丝拉向 M 线，产生相对滑动，表现为明带缩短。继而肌节、肌原纤维缩短，导致整个肌纤维缩短，即肌肉收缩。

3. 肌联蛋白（titin）也称为连接蛋白（connectin），是肌肉细胞中发现的一种非常大的蛋白质。肌联蛋白分子的一端附着于粗肌丝的 M 线区域，而另一端则延伸并与 Z 线相连。通过这种方式，它将粗肌丝固定在肌节中的适当位置，并帮助维持肌节的有序结构。

肌联蛋白具有弹簧般的特性，能够伸展和回缩，这使得肌肉在收缩和舒张过程中能够保持其形状并迅速恢复到原来的长度。这种弹性对于抵抗过度拉伸、保护肌肉免受损伤至关重要。除了提供结构支持和弹性外，肌联蛋白还在肌肉收缩过程中发挥调节作用。研究表明，肌联蛋白可以通过影响细肌丝和粗肌丝之间的相互作用来微调肌肉的收缩性能。肌联蛋白还参与将机械刺激转化为生物信号的过程，这对于肌肉细胞适应不同类型的负荷非常重要。通过这种方式，肌联蛋白有助于调控肌肉生长、修复以及对运动训练的适应性响应。

4. 当运动员长期训练导致肌肉体积变大，即发生肌肉肥大（muscle hypertrophy）时，肌纤维内部会发生一系列适应性的结构变化。

（1）肌原纤维数量增加：肌原纤维是肌纤维内的基本收缩单位，由粗肌丝（主要成分是肌球蛋白）和细肌丝（主要成分是肌动蛋白）组成。随着训练的持续，蛋白合成加强，肌原纤维数量增加，表现为肌肉力量和体积的增长。

（2）肌质网扩展：肌质网是肌纤维内的特化内质网，负责储存和释放钙离子，以调控肌肉收缩。长期锻炼促使肌质网体积变大，提高其储存和释放钙离子的能力，从而增强肌肉的收缩效率。

（3）线粒体密度增加：线粒体被称为细胞的“动力站”，它们在细胞呼吸过程中产生ATP，为肌肉收缩提供能量。训练后，肌纤维内的线粒体数量和密度都会增加，这意味着肌肉能更有效地利用氧气产生能量，支持长时间、高强度的运动。

（4）毛细血管增生：伴随肌肉体积增大，肌纤维周围也会出现毛细血管增生的现象，即形成更多的毛细血管。这提高了肌肉组织的血液灌注能力，增强了氧气和营养物质的输送及代谢废物的排出效率。

如果停止训练，上述适应性改变可能会逐渐逆转，导致肌肉体积缩小，这一过程称为肌肉萎缩（muscular atrophy）。这是因为缺乏持续的刺激，肌肉不再需要维持较大的体积来满足能量需求，因此肌原纤维数量减少，线粒体密度降低，肌质网的功能减弱，毛细血管网络也可能变得不那么密集。这种退化反映了人体对环境变化的高度适应性。

案例三

1. 多发性肌炎是一种慢性炎症性肌病，主要影响近端骨骼肌，导致肌肉无力和炎症。

2. 图中可见骨骼肌肌纤维周围有较多淋巴细胞等炎症细胞包绕，肌纤维直径大小与形状不一，部分肌纤维中肌原纤维呈水肿状态，分界不清晰。

肌肉活检最典型的发现是肌组织内炎症细胞的浸润，主要包括淋巴细胞、巨噬细胞和浆细胞。炎症细胞通常围绕在肌纤维周围或浸润于肌束内，形成所谓的“炎性浸润灶”。部分肌纤维可发生坏死和再生现象，表现为肌纤维直径的显著差异。坏死的肌纤维表现为细胞核消失、胞质嗜酸性增强，而再生的肌纤维则表现为细胞核增大、核仁明显，胞质嗜碱性增强。在慢性病例中，肌肉活检可能显示肌内膜和肌束膜的纤维化，表现为胶原纤维的增多和肌纤维间隙的增宽。疾病晚期，肌肉活检可能显示肌纤维萎缩，表现为肌纤维直径减小和肌纤维数量减少。

3. 多发性肌炎时肌酸激酶（creatine kinase，CK）水平升高是肌肉组织的炎症和损伤导致的。

肌酸激酶是一种主要存在于骨骼肌肌纤维中的酶，参与能量代谢。肌肉收缩需要大量的ATP作为能量来源。当肌肉收缩时，ATP迅速被消耗，转化为ADP（二磷酸腺苷）和无机磷酸（Pi）。肌酸激酶催化以下反应：磷酸肌酸（PCr）+ADP→肌酸+ATP。通过这一反应，磷酸肌酸（一种高能磷酸化合物）将其高能磷酸键转移给ADP，快速再生ATP，从而维持肌肉收缩所需的能量供应。而ATP被分解时释放的能量，驱动粗肌丝肌球蛋白头部向一侧弯曲，将细肌丝向M线方向牵引，产生肌丝滑动，肌纤维收缩。

多发性肌炎是一种炎症性肌病，其特征是免疫系统异常攻击肌组织，导致肌纤维的炎症和损伤。当肌纤维受到破坏时，细胞膜完整性丧失，细胞内的肌酸激酶泄漏到血液中，导致血清肌酸激酶水平升高。而炎症细胞浸润肌组织，释放多种炎症介质和细胞因子，这些物质进一步加剧肌纤维的损伤和坏死，从而增加肌酸激酶的释放。

因此，血清中肌酸激酶急剧升高，是临床评估骨骼肌肌组织破坏的重要指标。

第6章 神经组织与神经系统

神经组织是构成神经系统的基本成分，由神经元和神经胶质细胞组成，负责感受刺激、传导冲动和调节机体活动。

神经元是神经组织的结构和功能单位，具有高度分化的特点，由胞体、树突和轴突构成。胞体是神经元的代谢中心，含有细胞核和丰富的细胞器；树突短而分支多，负责接收信号；轴突长而单一，负责传导神经冲动。神经胶质细胞是神经组织的支持细胞，数量远多于神经元，包括中枢神经系统的星形胶质细胞、少突胶质细胞、小胶质细胞和室管膜细胞，以及周围神经系统的施万细胞和卫星细胞。星形胶质细胞参与血脑屏障的形成和神经元的营养支持；少突胶质细胞和施万细胞分别在中枢和周围神经系统中形成髓鞘，加速神经冲动的传导；小胶质细胞是中枢神经系统的免疫细胞，参与防御和修复；卫星细胞则支持周围神经节中的神经元。神经纤维由轴突及其周围的胶质细胞组成，分为有髓神经纤维和无髓神经纤维。髓鞘由施万细胞或少突胶质细胞形成，呈节段性分布，节间的狭窄处称为郎飞结。神经末梢是神经纤维的终末部分，由突触传递神经递质或离子以传递信号。神经组织的损伤修复能力有限，但周围神经在一定条件下可通过轴突再生修复功能。

神经系统的发生始于胚胎早期的神经板形成，神经板卷折形成神经管和神经嵴。神经管发育为中枢神经系统，其管腔分化为脑室系统和中央管，管壁则分化为灰质和白质。脑由前脑、中脑和菱脑发育，进一步分化为端脑、间脑、中脑、脑桥、小脑和延髓；脊髓则保留管状结构。神经嵴发育为周围神经系统的感觉神经元、自主神经节和部分神经胶质细胞。神经系统的发育异常可导致先天畸形和神经发育障碍，如神经管缺陷、脑瘫和孤独症等。

本章案例的学习目标：

1. 辨识神经元的主要结构特征，联系功能分析相关疾病简单机制。
2. 联系神经组织基本结构特征，区分中枢神经系统与周围神经系统的功能差别。
3. 联系神经系统发育，解释常见发育异常的形成过程。

案例一

图 6–1 来自腰段脊髓的 HE 染色切片局部。

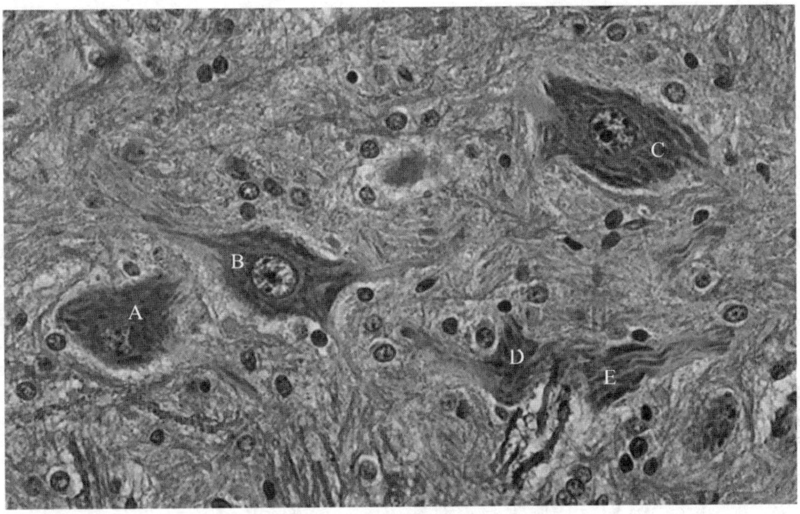

图 6–1　脊髓横切面镜下图

仔细观察图片内的结构，小组讨论并回答以下问题：

1. 一位同学看到这张切片后，认为图片是取自脊髓灰质的前角，紫蓝色细胞核显示的是运动神经元与各种神经胶质细胞，图中很多细线条结构由结缔组织形成。这个观点是否正确？为什么？

2. 图中 A—C 标记的是正常神经元，D 与 E 标记的两个神经元异常，因为没有看见细胞核。这个观点是否正确？为什么？

3. 图中 B、C 与 D 标记的三个神经元有轴突，其余的两个神经元无轴突，是因为这个切面未能切到轴突。这个观点是否正确？为什么？

4. 脊髓灰质炎病毒感染时，由于树突负责接受信息传导，因而病毒先感染树突，再感染到运动神经元胞体，继而造成轴突无法传出信息，使该段脊髓的神经支配功能丧失。这个观点是否正确？为什么？

案例二

患者，女性，45 岁，因进行性四肢无力、眼睑下垂半年就诊。患者自述晨起时症状较轻，傍晚时症状加重，休息后可稍有缓解。初期表现为双侧眼睑下垂，逐渐发展至双手握力减弱，难以完成精细动作，如扣纽扣、写字等。随后，双下肢也开始出现无力症状，上楼、下蹲及站起困难，严重时甚至无法自行行走。患者无家族类似病史，既往体健。

神经系统查体显示：双侧眼睑下垂，眼球运动正常，无复视；双侧上肢近端肌力Ⅲ级，远端肌力Ⅳ级；双下肢肌力Ⅳ级，但步行耐力差；四肢腱反射正常，无感觉障碍。疲劳试验阳性，即重复运动后肌无力症状明显加重。血清学检查发现抗乙酰胆碱受体（anti-acetylcholine receptor，AChR）抗体阳性。

根据案例资料，小组讨论并回答以下问题：

1. 讨论该病例的可能病理机制及其涉及的组织学结构基础。
2. 结合图 6-2 描述神经肌肉接头的显微结构特征。

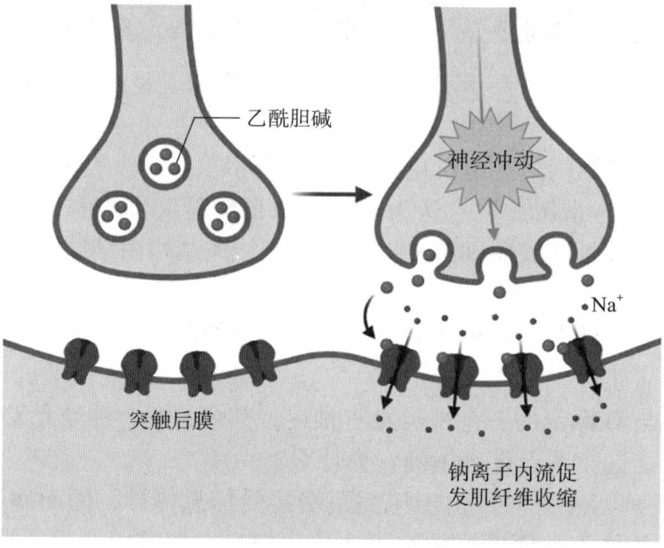

图 6-2　神经肌肉接头的显微结构示意图

3. 神经肌肉接头在肌肉收缩过程中起什么作用？患者血清学检查发现抗乙酰胆碱受体（AChR）抗体阳性有什么意义？

案例三

一名新生儿出生时即被发现腰骶部有一明显肿物，大小约为 3 cm × 4 cm，表面皮肤薄且透明，可见内部脉络状结构。患儿哭闹时肿物增大，安静时稍减小。

体格检查发现患儿双下肢无力。医生诊断为某种先天性出生缺陷。

联系患者症状，结合图 6–3 结构，小组讨论并回答下列问题。

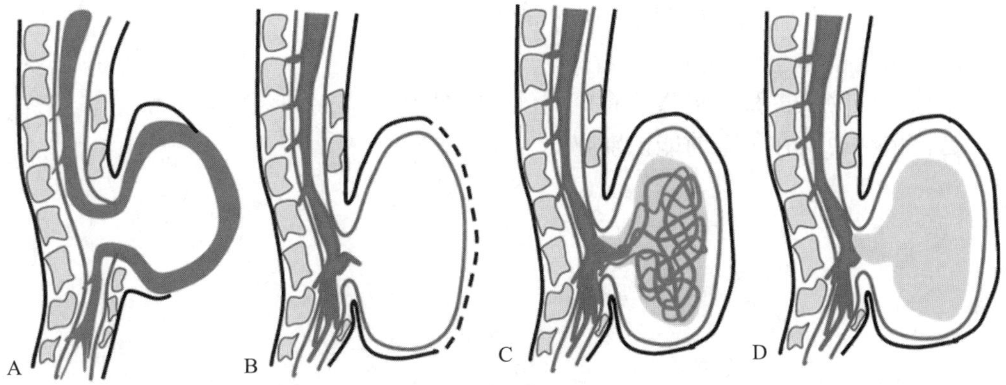

图 6–3　腰骶部不同类型的先天性出生缺陷

1. 此患儿的先天性出生缺陷可能是图中的哪种类型？其胚胎学基础是什么？
2. 神经功能缺损的基础是什么？
3. 哪些结构可能受到影响？

案例四

一名出生两个月的婴儿为足月顺产，无产伤史。母亲孕期检查未见明显异常，但产后不久家长注意到婴儿头部增长速度明显快于正常范围，前囟门膨隆，并且婴儿表现出易激惹、喂养困难等症状。

头颅超声显示脑室系统普遍扩张，特别是侧脑室宽度超过正常上限；CT 扫描显示第三脑室扩张，伴有皮质萎缩迹象，提示存在梗阻性或交通性脑积水。

根据案例资料，小组讨论并回答以下问题：

1. 这种状况被称为什么？
2. 导致这些脑室扩张的阻塞最有可能位于何处？
3. 这种情况通常在出生前能识别吗？

【问题解析】

案例一

1. 这个观点不正确。

脊髓灰质内的主要构成是神经元和神经胶质细胞，后者包括星形胶质细胞、少突胶质细胞和小胶质细胞等，为神经元提供支持和营养，并参与形成神经回路及调节突触环境等功能，是中枢神经系统的一部分，参与处理和传递各种感觉、运动信息等。脊髓灰质中可有少量毛细血管夹杂其中，并无结缔组织分布。结缔组织分布于脊髓的外层（如硬膜、蛛网膜和软膜），提供支持和保护作用。

图中细线条结构为轴突与少突神经胶质细胞共同形成的神经纤维，粗细、长短不等，取决于切面。

2. 这个观点不正确。

脊髓灰质前角的神经元为运动神经元，属于多极神经元，胞体大，并向四周伸出多个树突与一个轴突。切片中，仅能显示运动神经元的一个切面，不能看到全貌，因而不能依据是否看到细胞核来判断神经元是否结构正常。图中D与E标记可能来自同一个神经元，也可能来自两个不同的神经元，从胞质的尼氏体分布与染色结果判定，D与E标记的都是正常神经元。

3. 这个观点不正确。

图中B标记的神经元无轴突，C与D标记的神经元都有轴突。由于切面与轴突长度的缘故，灰质中的神经元轴突无法全部显示。观察切面时，通过辨识胞体内的轴丘辨识轴突。

轴丘是神经元胞体上发出轴突的部位，通常呈圆锥形。轴丘的膜具有较低的兴奋阈值，更容易产生动作电位，并将这种电信号沿着轴突传递出去。在HE染色下观察神经元时，轴丘处无尼氏体，因而轴丘区域相对于周围的胞体部分染色更浅，在显微镜下显得较为明亮，而轴丘两侧连接胞体和轴突，形状上呈圆锥形。标记C的神经元左上角突起与标记D的神经元左侧突起都是轴突，注意轴丘的位置在胞体内侧。

4. 这个观点不正确。

脊髓灰质炎病毒（poliovirus）是一种嗜神经病毒。脊髓灰质炎病毒感染人体后，首先在肠道内繁殖，因为该病毒主要通过粪–口途径传播。初次感染通常表现为轻微或无症状，但在某些情况下，病毒可以侵入血液循环，从而到达中枢神经系统。一旦进入中枢神经系统，脊髓灰质炎病毒可通过“逆向运输”机制感染运动神经元。病毒有可能被内吞进入神经纤维末梢，随后病毒被包裹在囊泡中，沿着轴突以逆向方式向神经元胞体移动，这一过程被称为逆向轴浆运输。这种运输方式允许病毒从远端部位（如肌肉中的神经末梢）向神经细胞的中心部分（如脊髓前角的运动神经元细胞体）移动。在细胞体内，病毒开始大量复制，导致细胞损伤和死亡，最终可能导致瘫痪。

树突的主要功能是接收来自其他神经元的信号，对所接收到的信号进行一定程度的处理或整合，再传递给胞体。轴突通过轴浆流动和轴突运输机制将胞体合成的神经递质运输到轴突末梢突触小泡中，即顺向运输；轴突也可完成逆向运输，从轴突末梢回到胞体，将新合成的物质运送到轴突末端以及回收和处理废物，也是脊髓灰质炎病毒上行感染的路径。

案例二

1. 根据临床症状表现推测是肌无力症（myasthenia），全称为重症肌无力，是一种自身免疫病，主要病理机制在于神经肌肉接头处的功能障碍。

神经肌肉接头是运动神经末梢与骨骼肌肌纤维之间的连接部位，负责将神经冲动转化为肌肉收缩。这一过程中，乙酰胆碱（ACh）作为重要的神经递质起着关键作用。在肌无力症患者的骨骼肌组织切片中，虽然肌纤维本身通常无明显异常（即无肌源性病变），但神经肌肉接头的组织学检查可能显示 ACh 受体密度降低、突触后膜皱褶减少等改变。这些改变直接反映了神经肌肉传递障碍的病理基础。此外，若进行免疫组织化学染色，可检测到 ACh 受体抗体在神经肌肉接头处的沉积，进一步证实自身免疫反应在肌无力症发病中的作用。

重症肌无力的病理机制复杂，涉及免疫系统对神经肌肉接头的异常攻击，导致 ACh 受体功能障碍和肌肉收缩无力。通过详细的病史询问、体格检查、血清学检查及组织学分析，可综合评估患者的病情，为制订针对性的治疗方案提供依据，包括但不限于服用抗胆碱酯酶药或免疫抑制剂治疗等。

2. 神经肌肉接头是运动神经元与骨骼肌纤维之间形成的一种突触结构，是实现神经－肌肉兴奋传递的关键部位。

在电子显微镜下观察，神经肌肉接头由突触前膜、突触间隙和突触后膜三部分组成。图中上半部分为突触前膜，与突触后膜之间形成间隙。突触前膜是运动神经元轴突末梢特化形成的膜结构，含有丰富的突触小泡，内含乙酰胆碱等神经递质。突触间隙是突触前膜与突触后膜之间的狭窄空间，宽 20 ~ 50 nm。突触后膜是骨骼肌纤维膜特化形成的膜结构，含有丰富的乙酰胆碱受体。当神经冲动到达突触前膜时，会引起突触小泡的出胞作用，释放乙酰胆碱进入突触间隙，进而与突触后膜上的乙酰胆碱受体结合，引起足够的钠离子内流，产生终板电位，激活附近的电压门控钠通道，引起骨骼肌纤维的兴奋和收缩。

3. 在正常情况下，当神经冲动到达神经末梢时，突触前膜发生去极化，促使突触小泡释放 ACh 至突触间隙。ACh 随后与突触后膜上的 ACh 受体结合，引发肌肉动作电位，从而导致肌肉收缩。然而，在重症肌无力患者中，免疫系统错误地将 ACh 受体视为外来抗原，产生针对 ACh 受体的抗体（如抗 AChR 抗体）。

在重症肌无力患者中，血清学检查发现抗 AChR 抗体阳性具有重要意义，表明此患者的抗 AChR 抗体是导致重症肌无力的主要病因。抗 AChR 抗体与神经肌肉接头处的乙酰胆碱受体（AChR）结合，阻止乙酰胆碱（ACh）与其受体正常结合，干扰神经冲动正常传递至肌肉细胞的过程。抗体与 ACh 受体结合后，还可能激活补体系统，引发炎症反应，进一步损伤神经肌肉接头处的结构，包括 ACh 受体和突触后膜。

案例三

1. 该新生儿患有先天性脊髓脊膜膨出，图 C 符合这种先天性出生缺陷。

先天性脊髓脊膜膨出（congenital myelomeningocele）是一种神经管缺陷。胚胎发育第3周时，胚体外胚层的神经板闭合后形成神经管，并发育为中枢神经系统，包括大脑和脊髓。正常情况下，神经管应于第4周末时完全闭合。如果神经管发生不完全闭合，导致神经组织及外覆组织暴露或于开放处向外膨出。脊髓脊膜膨出是神经管缺陷的一种类型，脊髓与脊膜通过椎骨的缺损部位向外突出，形成一个囊肿或包块。该包块可以被一层薄的皮肤覆盖，或者直接暴露于外界环境中，增加了感染和其他并发症的风险。

2. 先天性脊髓脊膜膨出常伴随着神经功能损伤。神经功能损伤是否发生及其严重程度取决于膨出的位置和大小，如颈椎、胸椎与腰骶部，较大的膨出或者位于关键部位的膨出更可能导致严重的神经功能障碍。在一些病例中，膨出伴随有脊髓栓系现象，即脊髓被固定在较低位置，限制了其正常的上下移动。这种情况可能会阻碍儿童生长过程中脊髓的正常发育，并造成进一步的神经损伤。如果膨出部分局部没有皮肤覆盖，而直接暴露于外界环境中，可使感染风险增加，加重神经功能损伤。

3. 该先天性脊髓脊膜膨出患儿发生了神经功能损伤，发生肌肉无力，也可能持续发展为下肢瘫痪，因肛门和膀胱括约肌麻痹而导致尿失禁和粪便失禁。

案例四

1. 这种状况称为先天性脑积水（阻塞性）（congenital hydrocephalus）。

2. 阻塞最有可能发生在中脑导水管中。

先天性脑积水的梗阻最常发生于大脑内部或其周围的脑脊液循环路径中的某些特定位置。导致这些脑室扩张的阻塞最有可能位于中脑导水管，这是连接第三脑室和第四脑室的狭窄通道。该部位的阻塞（狭窄或闭锁）会干扰或阻止脑室液体从侧脑室和第三脑室流向第四脑室，导致梗阻性脑积水。

3. 先天性脑积水在出生前是可以尽早发现的。

超声波检查是最常用且无创的方法之一，可以观察胎儿头部大小、形状及脑室系统的发育情况。如果脑室系统异常扩大，尤其是侧脑室宽度超过正常范围（通常大于10 mm），则可能是脑积水的一个迹象。采用磁共振成像获得更为清晰的大脑结构图像，有助于确定脑积水的确切位置及其对周围组织的影响。羊水穿刺或绒毛取样可了解是否存在导致脑积水的遗传因素或其他异常情况，一些母亲血液标志物水平的变化也可提示胎儿患神经管缺陷的风险增加。

第7章 心血管系统

心血管系统由心脏、动脉、毛细血管和静脉组成，负责运输血液、营养物质、氧气和代谢废物，维持机体内环境稳定。心脏是心血管系统的动力器官，由心内膜、心肌膜和心外膜构成，心肌细胞通过闰盘连接形成功能合胞体，确保心脏的同步收缩。动脉将血液从心脏输送到全身，管壁分为内膜、中膜和外膜，中膜富含平滑肌和弹性纤维，赋予动脉弹性和收缩能力；毛细血管是血液与组织进行物质交换的场所，管壁仅由内皮细胞和基膜构成，通透性高；静脉将血液回流至心脏，管壁较薄，中膜平滑肌较少，具有静脉瓣防止血液逆流。血管壁的结构因功能和部位而异，大动脉以弹性纤维为主，适应心脏搏动的压力变化；中动脉以平滑肌为主，通过舒缩调节血流和血压。心血管系统的异常可导致多种疾病，如动脉粥样硬化、高血压、心肌梗死和心力衰竭等。

心血管系统起源于中胚层，卵黄囊壁的胚外中胚层分化为造血干细胞和内皮细胞，形成原始血管和毛细血管网。第3周时，胚体内外毛细血管网连通，形成原始心血管系统，并开始血液循环。心脏的发生始于生心区中胚层，形成心管并逐渐演化为心脏外形，心房、心室和静脉窦等结构逐步形成。心脏内部通过心内膜垫、房间隔和室间隔等结构的分隔，最终形成左、右心房和心室。动脉干和心球通过螺旋状纵嵴分隔为肺动脉和主动脉。弓动脉共6对，其中第3、4、6对弓动脉分别演变为颈动脉、主动脉弓和肺动脉等结构。

胎儿血液循环通过脐静脉、卵圆孔和动脉导管等途径进行，出生后随着肺循环的建立，脐血管、动脉导管等结构闭锁，血液循环发生显著变化。心血管系统常见发育异常包括房间隔缺损、室间隔缺损、主动脉和肺动脉错位、法洛四联症及动脉导管未闭等。

本章案例的学习目标：

1. 描述血管壁的基本层次与结构。

2. 阐明弹性动脉和肌性动脉的结构特点，辨识大动脉、中动脉、小动脉和微动脉。

3. 描述心脏壁的层次结构与心脏传导系的细胞组成。

4. 描述心房、心室、动脉干与心球分隔，解释主要先天性心血管畸形（房间隔缺损、室间隔缺损、动脉干畸形、动脉导管未闭）的发生过程和特征。理解胎儿出生前后血液循环的变化。

案例一

以下是心脏切片的 HE 染色图（图 7–1），其中图 B、图 C 与图 D 为图 A 的局部放大。

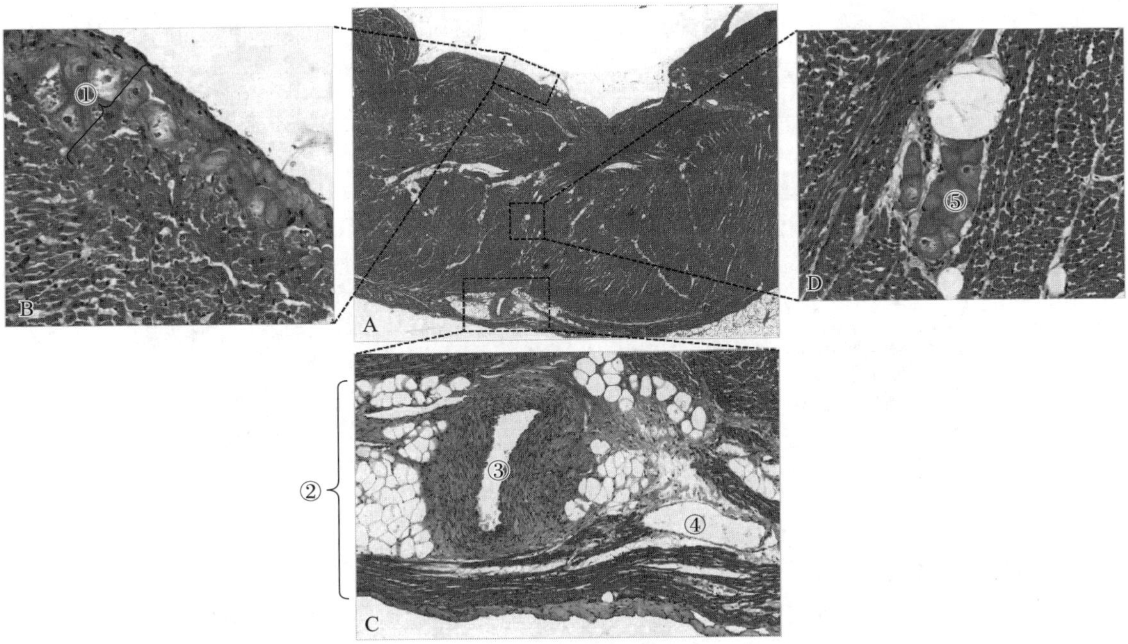

图 7–1　心脏壁的镜下图

观察图片，小组讨论并回答以下问题：

1. 图 B 中数字①所指的是心脏壁的哪一层？判断依据是什么？
2. 图 C 中数字②所指的是心脏壁的哪一层？判断依据是什么？
3. 图 C 中数字③和④分别指的是什么结构？判断依据是什么？
4. 图 D 中数字⑤所指的是什么细胞？写出这种细胞的形态特点及在心脏壁的分布位置。

案例二

以下是手指皮肤皮下组织层（疏松结缔组织）的 HE 染色图片（图 7–2）。

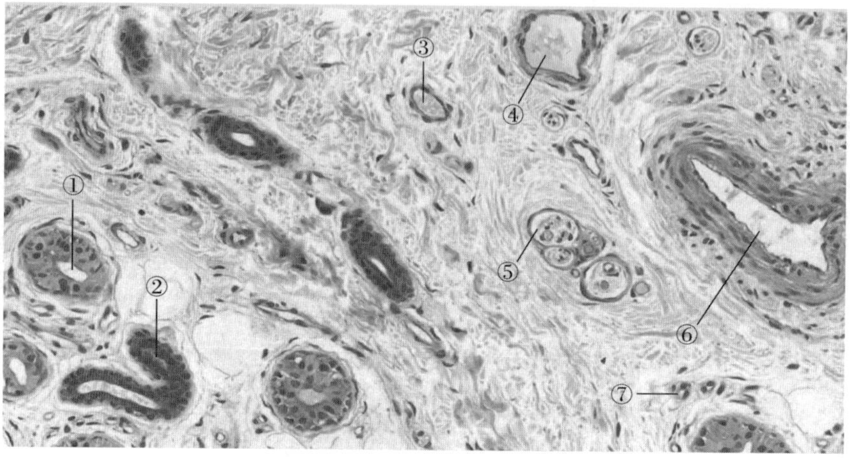

图 7–2　皮下组织的镜下图

观察图中结构，小组讨论并回答以下问题：

1. 图中数字①到数字⑦所指示的结构属于血管的是哪几种？判断依据是什么？
2. 分别写出图中数字标记所指示的各种血管的名称，并写出各种血管的结构特点。

案例三

以下是一位早产儿出生后 15 天心脏模式图（图 7-3），已确诊患有某种先天性心脏病。

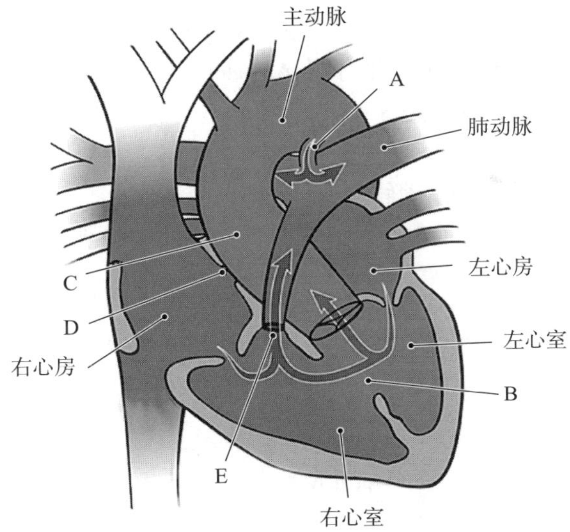

图 7-3　患儿先天性心脏出生缺陷模式图

观察上图，小组讨论并回答以下问题：

1. 图中 A 所指的是什么结构？正常情况下，胎儿出生后此结构存在吗？请分析此结构存在情况下，对婴幼儿心血管系统的影响。

2. 图中 B 所指示的是哪一种先天性畸形？请解释这种先天性畸形产生的原因。

3. 图中除了 A 和 B 所指出的先天性心血管畸形，还有异常之处吗？如果有，请指出，并解释这种先天性畸形产生的原因。

案例四

一名儿科医生在给新生儿体检时，发现这名新生儿患有某种先天性心脏病，并向新生儿母亲解释这是一种最常见的先天性心脏病类型，是胎儿发育过程中心脏或大血管结构异常导致的疾病，且类型繁多。

患儿母亲询问为什么没有发现患儿有明显的症状。

小组讨论案例，并回答以下问题：

1. 这种最常见的先天性心脏病类型是什么？
2. 讨论患有此缺陷的婴儿血液循环有什么特点？
3. 应该如何回答患儿母亲的疑问？如果患儿心脏缺陷较大，可能有哪些严重症状？

案例五

一名新生儿出生后不久出现发绀，皮肤和黏膜呈现青紫色，尤其是在哭闹或喂养时症状加重，进食时容易疲劳、呼吸急促，并出现间歇性拒食。

体格检查显示：心率加快，呼吸频率增加，可能存在低氧血症。心脏听诊：可在胸骨左缘第 2 ~ 4 肋间听到特征性的收缩期杂音。皮肤颜色表现为显著的中心性发绀，特别是在手指、足趾、口唇及耳垂等末梢部位更为明显。动脉血气分析显示：低氧血症（PaO_2 降低）。

胸部 X 线片：表现为“靴形心”（心脏轮廓向左下方延伸），肺血管纹理减少。经超声心动图检查，确诊为法洛四联症（tetralogy of Fallot）。

小组讨论案例，并回答以下问题：

1. 法洛四联症中存在哪四种心脏缺陷？
2. 法洛四联症最典型的症状是什么？

案例六

在对一名因慢性心力衰竭去世的 72 岁男性进行尸检时，发现该名男性的心脏体积异常大，表现为心脏整体肥大，尤其是右心房和右心室明显扩张，心壁增厚，肺动脉及其主要分支也明显扩张，肺动脉壁增厚，管腔扩大。

心脏解剖后，发现存在一个大型房间隔缺损，缺损直径较大，位于房间隔中部（图 7–4）。

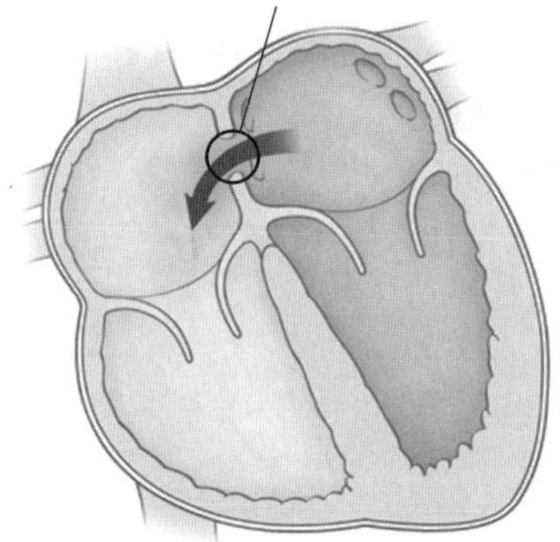

图 7–4　患者先天性心脏病示意图

小组讨论案例，并回答以下问题：

1. 这种房间隔缺损可能是由于房间隔的哪个组成部分缺损造成的？
2. 这个缺损可能位于房间隔的什么位置？
3. 该男性为什么同时存在肺动脉及其主要分支的扩张？

【问题解析】

案例一

1. 图 B 中数字①所指的是心脏壁的心内膜层，其中可看见浦肯野纤维分布，是辨识该结构的主要依据。

浦肯野纤维是特殊的心肌纤维，两者形态与染色相似，但浦肯野纤维的体积更大，胞质染色更浅，闰盘明显。图中所示的浦肯野纤维为横切面，故闰盘不显示。浦肯野纤维位于心内膜下层。图中右侧薄层结缔组织为内皮下层，内皮下层右侧衬贴的上皮是单层扁平上皮（内皮）。这三层结构构成了心脏壁的心内膜层。

2. 图 C 中数字②所指的是心脏壁的心外膜层，其中可看见脂肪细胞分布，是辨识该结构的主要依据。

心外膜层的特点是表面覆盖的上皮是单层扁平上皮（间皮），即心包膜的脏层。间皮下是结缔组织，含血管和神经，脂肪组织较丰富。图中所示的心外膜层中可见丰富的白色脂肪组织，并可见血管。

3. 图 C 中数字③指的是小动脉，数字④指的是小静脉。

小动脉管壁厚，管腔小而圆，中膜主要由 3 ~ 10 层环行排列的平滑肌组成，无外弹性膜，图中小动脉管壁上细胞核密集之处即为中膜，有 7 ~ 8 层平滑肌分布；外膜厚度与中膜相近。小静脉管壁薄，管腔大而不规则；中膜含有少量平滑肌纤维或无平滑肌纤维；外膜薄，与周围结缔组织不易区别。小动脉与小静脉通常伴行于结缔组织中。

4. 图 D 中数字⑤所指的是浦肯野纤维，也称束细胞。

浦肯野纤维比工作心肌纤维短而宽，细胞中央有 1 ~ 2 个核，胞质中有丰富的线粒体和糖原，肌丝较少，位于细胞周边，HE 染色下着色比工作心肌纤维颜色淡。浦肯野纤维主要分布在心脏的心内膜下层及工作心肌纤维之间。图 D 中数字⑤所指的是分布在工作心肌细胞之间的浦肯野纤维。另外，图 B 中的心内膜下层中也有大量浦肯野纤维分布。

案例二

1. 图中所示的结构属于血管的是③、④、⑥、⑦。

血管为空腔性结构，衬贴管壁的上皮为单层扁平上皮（内皮），管腔大小不一，有时可见血细胞。图中③、④、⑥、⑦所指的结构符合这一特点。数字①所指的是汗腺腺泡，可见腺泡腔，腺泡壁由单层立方上皮构成，外有扁平的肌上皮细胞包围。数字②所指的是汗腺导管部，由复层立方上皮构成，细胞染色比腺泡颜色深。数字⑤所指的是较小的神经纤维束，图中为神经纤维束的横切面，外有环形结缔组织包围，内含数量不等的神经纤维。

2. 数字③和数字④所指的是微静脉。其结构特点是管腔不规则，衬贴管腔的是单层扁平上皮，管壁薄。数字⑥所指的是小动脉，其结构特点是衬贴管腔的是单层扁平上皮，中膜平滑肌有数层（3 ~ 4 层）。数字⑦所指的是毛细血管，管壁由 2 个内皮细胞围成，管径细。

案例三

1. 图中A指的是动脉导管，是胎儿特有的连接肺动脉和主动脉的血管通道，允许血液绕过尚无呼吸功能的胎儿肺部直接进入全身循环。

胎儿出生后，新生儿开始自主呼吸，肺部扩张，肺血管阻力迅速下降，同时肺动脉压力降低，促使动脉导管关闭。正常情况下，胎儿出生后几天内动脉导管自然闭合，成为一条纤维性结构，形成动脉韧带。图中该新生儿的动脉导管出生后未正常关闭。

发生动脉导管未闭时，体循环压力大，主动脉的血流会经动脉导管向右分流，造成肺循环量大大增加，而体循环量减少，引起肺动脉高压、右心室肥大等，并可能发生心力衰竭。

2. 图中B所指示的是室间隔膜部缺损（室间隔高位缺损）。

正常情况下室间隔膜部由左右球嵴向下延伸、心内膜垫向下延伸、肌性室间隔向上延伸，并相互愈合而成。如果这一过程中的任何一个环节异常，将导致室间隔膜部缺损。室间隔膜部缺损会导致富氧血从左心室通过缺损处流向右心室，最终进入肺动脉，增加肺部血流量，加重心脏负荷，并导致肺动脉高压等并发症。

3. 图中还可以看到标记C与标记E显示主动脉和肺动脉直径异常，即主动脉骑跨与肺动脉狭窄；标记D显示左、右心房连通，即房间隔缺损。

主动脉骑跨是主动脉部分或全部覆盖在室间隔缺损之上，而非完全位于左心室上方；肺动脉狭窄是指肺动脉瓣、肺动脉本身或右心室流出道出现异常狭窄的情况。心脏发育第5周时，动脉干和心球内部开始形成一个螺旋状的嵴，称为动脉干嵴或圆锥嵴，两侧的嵴对向呈螺旋形生长，在中线逐渐融合形成一条完整的隔膜，即主动脉肺动脉干隔，将动脉干和心球分隔为互相缠绕的两条管道，一条管道为肺动脉，负责将缺氧血从右心室输送到肺部进行氧气交换；另一条管道为升主动脉，负责将富含氧气的血液从左心室输送到全身。若主动脉肺动脉隔分隔时发生异常，将出现图中C与E所示的大血管直径异常。

心脏发育时，左、右心房分隔始于胚胎第4周，首先形成原发隔（第一房间隔），其上出现原发孔；随后继发隔（第二房间隔）发育并覆盖大部分原发孔，留下卵圆孔保证胎儿期血液右向左流动。出生后，由于肺循环建立及压力变化，继发隔（第二房间隔）与原发隔（第一房间隔）完全贴合直至融合，卵圆孔功能性和解剖学闭合，形成房间隔，完成左、右心房的完全分隔。如果继发隔（第二房间隔）或原发隔（第一房间隔）发育异常，则无法完全关闭卵圆孔，形成房间隔缺损。

发生任何一种心脏先天性结构异常，将导致新生儿不同程度的缺氧。

案例四

1. 最常见的先天性心脏病类型是室间隔缺损（congenital ventricular septal defect）。室间隔缺损在中国的患病率约为3.37‰，在先天性心脏病中所占的比例是20%～30%。

2. 室间隔缺损是由于胚胎发育期间心脏的室间隔未能完全闭合，左、右心室之间的室间隔上有一个或多个孔洞。胎儿心脏正常发育过程中，室间隔由从心脏底部向上生长的肌部与心脏顶部向下生长的膜部融合后形成，最终完全分隔左、右心室。当这个过程受到干扰时，可导致室间隔不能完全闭合，从而形成一个或多个孔洞。根据孔洞的位置不同，分为肌部室间隔缺损、膜部室间隔缺损等类型，这些孔洞影响血液流动的方式，并对心脏功能产生不同程度的影响。

对于患有室间隔缺损的新生儿，其血液循环呈现左向右分流的特点。由于存在室间隔缺损，而左心室的压力高于右心室，所以氧气丰富的血液通过室间隔缺损从左心室流向右心室，然后被泵送回肺部，导致更多的血液流经肺动脉，增加肺循环的血流量和压力，并导致右心室扩张和肥大。

3. 先天性室间隔缺损的患儿可以不表现出症状，这是因为缺损较小或分流量较少时，心脏和肺循环能够代偿，不会立即引起明显的血流动力学改变。儿童期，肺血管阻力较低，右心系统能够耐受额外的血流负荷，因此患儿可能无明显症状；此外，心脏和肺循环的代偿机制（如右心室扩张和肺血管适应性扩张）可以暂时维持正常功能。但随着年龄增长或缺损较大，肺血流量增加可能导致肺动脉高压、右心负荷加重，最终出现活动耐力下降、呼吸困难或心律失常、喂养困难、体重增长缓慢等症状。严重情况下，可出现心力衰竭或肺动脉高压。

案例五

1. 法洛四联症是一种复杂的先天性心脏病，包含 4 种心脏结构异常：室间隔缺损、肺动脉狭窄、主动脉骑跨及右心室肥厚。

2. 法洛四联症最典型的症状是发绀，表现为皮肤、甲床和嘴唇呈蓝色或灰色，是血液中氧气含量不足所致，婴儿哭泣、饮食或活动时更为明显。胸骨左缘听到的收缩期杂音，是右心室流出道狭窄引起的；皮肤颜色、动脉血气等异常为氧气交换障碍造成；靴形心为右心室肥厚；肺血管纹理减少，反映肺血流减少。

法洛四联症的心脏畸形主要是由于胚胎时期动脉干未正常分化成主动脉和肺动脉，并且圆锥隔向前移位，主动脉肺动脉隔偏于肺动脉一侧，导致肺动脉狭窄，而粗大的主动脉骑跨在室间隔膜部；室间隔膜部上形成缺损；肺动脉狭窄，右心室排血阻力增大，致使右心室逐渐肥大。这些异常导致血液在心脏内部异常流动，特别是从右心室到左心室的分流，被称为右向左分流，含氧量低的血液被直接泵入体循环，从而引起发绀（皮肤或黏膜呈现青紫色）。

案例六

1. 这可能是第二房间隔上的先天性房间隔缺损（congenital atrial septal defect）。

在胚胎发育过程中，房间隔形成始于第 4 周结束时，第一房间隔开始从后上壁的心房中部向下生长，并逐渐朝向心内膜垫发展。第一房间隔下缘呈现新月形，并最终与心内膜垫融合，将心房分割成左、右两个腔室。在此过程中，第一房间隔的部分组织会被吸收，从而在左、右心房之间创建一个新的通道，即所谓的第二房间孔。同时，在第一房间隔右侧会出现第二房间隔，其下缘开口并不直接对准心内膜垫，而是偏向下方靠近下腔静脉入口处生长，为卵圆孔。为维持胎儿期正常的血液循环模式，第二房间隔的下缘与第一房间隔的上缘虽然相互接触但并不完全融合，这使得第一房间隔如同一个瓣膜（卵圆孔瓣），允许血液单向流动，仅能从右向左穿过卵圆孔进入左心房，而阻止逆向流动。婴儿出生后，由于肺循环血流量增加及左心房压力上升，卵圆孔通常会在几个月内自然闭合。

2. 房间隔缺损位于卵圆窝区域，这是临床上最常见的房间隔缺损类型，即卵圆孔未闭。卵圆孔是指位于心脏左、右心房之间的一个小孔，在胎儿时期用于血液从右心房直接流向左心房，出生后大多数情况下该孔自然闭合。如果未能闭合，则称为卵圆孔未闭。

卵圆孔未闭时的房间隔缺损一般较小，且开口呈隧道状，不像其他类型的房间隔缺损有一个直接相通的孔道。正常生理条件下，由于左心房压力高于右心房，此种类型房间隔缺损很少会有明显的血流通过。只有当右心房压力超过左心房时，如在某些病理状态下（肺栓塞或潜水减压病）才可能发生右向左分流，因而多数人没有明显症状。长期未经治疗的房间隔缺损会引起疲劳、运动耐受力下降、心悸等症状，还可能导致严重的并发症，如心力衰竭或肺动脉高压。

本例中，72 岁的患者因慢性心力衰竭去世后尸检时才发现本病，而较大的房间隔缺损也与长期潜在的异常分流有关。

3. 肺动脉及分支扩张是长期高血流量的结果。

当存在房间隔缺损时，正常情况下左心房压力高于右心房，这会导致氧合血从左心房通过缺损流入右心房，并进而进入右心室和肺动脉系统。这种异常的血流模式增加了肺循环的血流量。随着更多的血液流向肺动脉，长期的高血流量可引起肺动脉扩张，甚至发展为肺动脉高压。这是因为肺动脉必须处理比正常情况下更多的血液量，从而导致其血管壁承受额外的压力和张力，而且右心室可能会出现肥厚和扩张。

第8章 内分泌系统

内分泌系统组织学研究内分泌腺和散在内分泌细胞的结构与功能，其核心特征是分泌激素直接进入血液循环，调节机体的生理活动。

内分泌腺包括垂体、甲状腺、甲状旁腺、肾上腺、胰岛、松果体和性腺等，其细胞排列成团、索或滤泡状，周围富含毛细血管和淋巴管，便于激素的快速释放和运输。垂体分为腺垂体和神经垂体，腺垂体由嗜酸性细胞、嗜碱性细胞和嫌色细胞组成，分别分泌生长激素、促甲状腺激素、促肾上腺皮质激素等；神经垂体由下丘脑的神经纤维和垂体细胞组成，储存和释放抗利尿激素和催产素。甲状腺由甲状腺滤泡和滤泡旁细胞构成，滤泡上皮细胞分泌甲状腺激素，滤泡旁细胞分泌降钙素；甲状旁腺的主细胞分泌甲状旁腺激素，调节钙磷代谢。肾上腺分为皮质和髓质，皮质由球状带、束状带和网状带组成，分别分泌盐皮质激素、糖皮质激素和性激素；髓质由嗜铬细胞组成，分泌肾上腺素和去甲肾上腺素。松果体由松果体细胞和神经胶质细胞组成，分泌褪黑素，参与生物节律的调节。散在的内分泌细胞分布于消化道、呼吸道和心血管系统等器官中，如胃肠内分泌细胞分泌胃肠激素，调节消化功能。

本章案例的学习目标：

1. 概述内分泌系统的基本组成，各内分泌腺体的结构特点及其在体内的分布。

2. 理解内分泌细胞的组织学特征，联系各内分泌细胞的光镜和电镜下的形态特点，分析其结构与功能意义。

3. 分析常见内分泌疾病的组织学与胚胎发育基础，如甲状腺肿、糖尿病、垂体瘤等。

案例一

图 8–1 左图为下丘脑 – 垂体 – 效应器官调控轴的关系，右图为脑垂体结构。

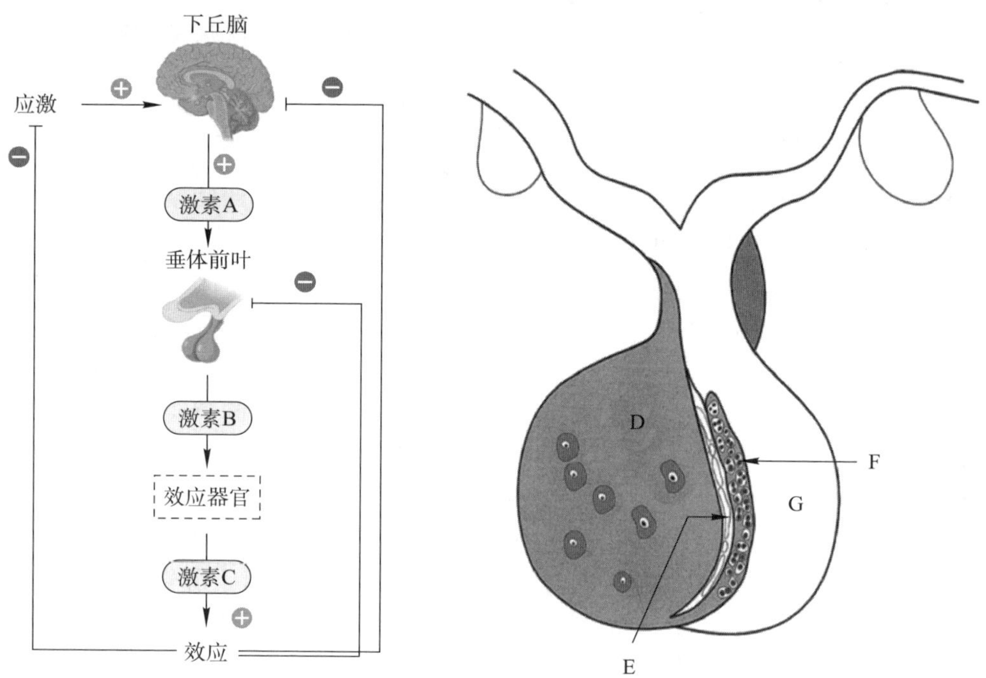

图 8–1　垂体结构及其调控轴示意图

根据图中已标记的名称与结构，小组讨论并回答以下问题：

1. 左图中的激素 B 由右图的哪一个结构分泌？以一种激素 C 为例，说明调控轴的作用方式。

2. 与其他内分泌腺相比，标记为 D 的区域不适合进行移植，原因是什么？

3. 如果发生垂体瘤，更可能发生于哪一处结构？

案例二

患者，女性，35 岁。因“心悸、体重减轻、眼球突出及视物模糊 2 个月”入院就诊。患者自述近 2 个月出现明显的心悸、多汗、易饿但体重显著下降（约 5 kg）。同时注意到眼睛逐渐变得突出，并伴有异物感和视物模糊。患者有过敏性鼻炎史。

一般情况：体温正常，脉搏 105 次 / 分，血压 130/85 mmHg。眼部检查：双侧眼睑退缩，上视时巩膜暴露增加。眼球突出度测量：右眼 20 mm，左眼 19 mm（正常范围 12 ~ 14 mm）。眼球运动受限，尤其是向上凝视时更为明显。经进一步实验室与影像学检查，接诊医生诊断为格雷夫斯病（Graves disease），是一种发生于甲状腺的自身免疫病。

观察图 8–2，结合病例，小组讨论并回答以下问题：

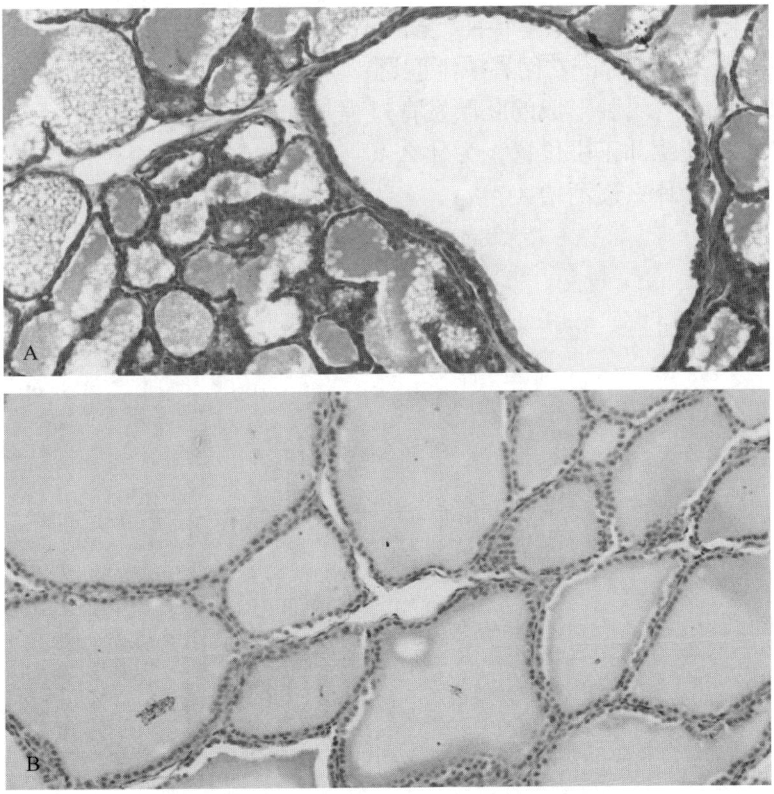

图 8–2　甲状腺及其结构相似器官镜下图

1. 图 A 与图 B 都是甲状腺吗？如果不是，另一种器官可能是什么？
2. 该患者的甲状腺激素水平正常吗？如果异常，可能是升高还是降低？
3. 患者促甲状腺受体抗体（TRAb）阳性是诊断该疾病的重要依据。为什么？

案例三

患儿，男性，3 岁。家长发现患儿颈部正中线处有一逐渐增大的无痛性肿块，持续存在约 6 个月。患儿没有发热、吞咽困难或声音嘶哑等症状。家族中没有类似病例或其他遗传病史。患儿出生时未见异常，生长发育正常。

颈部检查：于颈前正中线上方接近舌骨水平发现一个 2 cm × 1.5 cm 大小的圆形肿块，表面光滑，边界清晰，质地柔软，不随吞咽上下移动。轻压无明显疼痛反应，皮肤颜色正常，无红、肿、热、痛等炎症表现。

超声检查：显示位于颈前正中舌骨下方的一囊性肿块，内部为液性暗区，边界清晰，与周围组织界线分明，提示甲状舌管囊肿可能性大。

甲状腺功能检测：TSH、T_3、T_4 水平均在正常范围，排除了甲状腺功能异常的可能性。

根据病史、体格检查及影像学特征，初步诊断为先天性甲状舌管囊肿。

根据案例资料，小组讨论并回答以下问题：

1. 先天性甲状舌管囊肿形成的胚胎发育过程是什么？
2. 囊肿位于患儿颈部正中位置，为什么？与甲状腺相连吗？
3. 囊肿的体积为什么逐渐增大？

案例四

患者，男性，42岁。因“皮肤逐渐变黑、疲劳、体重减轻及间歇性头晕半年”入院就诊。患者自述近半年来皮肤颜色逐渐加深，尤其在暴露部位如脸部、手背更为明显，并伴有色素沉着于口腔黏膜和牙龈。伴随持续的疲劳感，体力活动能力下降，且有明显的体重减轻（约5 kg）。经常感到头晕，尤其是在站立时症状加重，有时会出现晕厥前兆。家族中无类似疾病史，但患者本人有长期吸烟史。

一般情况：血压90/60 mmHg（偏低），心率85次/分，呼吸频率正常。

皮肤检查：全身皮肤呈现弥漫性棕褐色至黑色素沉着，特别是在掌纹、关节伸侧、瘢痕处尤为显著。口腔黏膜可见蓝黑色斑点。

心血管系统：心脏听诊未见异常，但立位血压测试显示收缩压下降超过20 mmHg。

完成一系列相关检查后，患者被确诊为艾迪生病（Addison’s disease），即肾上腺功能不全。

观察图8-3中的结构，根据已有的资料，小组讨论并回答以下问题：

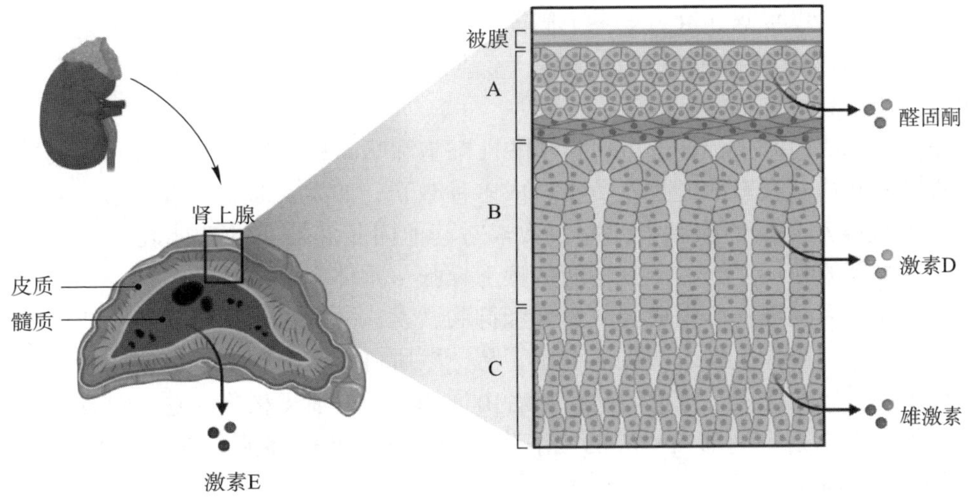

图 8-3　肾上腺组织结构与功能示意图

1. 辨识图中标记A—E的结构名称，并列出这些结构分泌的激素。
2. 标记A—C属于肾上腺皮质，新鲜时呈黄色，为什么？髓质也可能是黄色的吗？
3. 患者的肾上腺功能不全，可能是皮质还是髓质的功能不全？为什么？

【问题解析】

案例一

1. 左图中的激素 B 由右图标记 D 结构分泌，即垂体前叶。

激素 C 为效应器官所分泌。以雌激素为例，由效应器官卵巢分泌，下丘脑 – 垂体 – 卵巢轴进行调控，维持女性生殖健康和周期性的生理变化。下丘脑分泌促性腺激素释放激素（GnRH），即左图中的激素 A，并以脉冲形式释放，刺激垂体前叶分泌两种关键的促性腺激素，即卵泡刺激素（FSH）和黄体生成素（LH），即图中的激素 B。FSH 促进卵巢（效应器官）中的卵泡发育，而 LH 则在排卵过程中起到关键作用，并支持黄体形成。在 FSH 的作用下，卵巢中的卵泡开始发育，并产生雌激素（激素 C），作用于靶细胞产生效应。随着卵泡的增长，雌激素水平上升，反过来对下丘脑和垂体产生负反馈作用，抑制 GnRH、FSH 和 LH 的进一步分泌。然而，在月经周期的中期，当雌激素达到一个足够高的水平时，会产生正反馈效应，导致 LH 激增，触发排卵。排卵后破裂的卵泡形成黄体，分泌孕激素及一定量的雌激素。如果没有受精发生，黄体退化，导致雌激素和孕激素水平下降，从而引发月经来潮并进入下一个周期。

2. 标记 D 结构为垂体前叶或远侧部，不能被移植是因为其分泌由上方的下丘脑 – 垂体门脉系统的控制。

垂体远侧部或前叶（标记 D）包含嗜酸性细胞和嗜碱性细胞，这些细胞受到下丘脑分泌的刺激激素和抑制激素的调控，负责合成多种激素，如生长激素、催乳素、促肾上腺皮质素、促甲状腺素和促性腺激素，这些激素对其他内分泌器官的功能起着关键的调节作用。垂体远侧部的独特之处在于其功能依赖下丘脑 – 垂体门脉系统的存在，该系统的工作原理是：下丘脑内的细胞体生成释放激素和抑制激素，并通过轴突将这些物质运输到正中隆起，在那里它们被释放进入初级毛细血管丛，然后再由下丘脑 – 垂体门脉系统将血液从初级毛细血管丛导向次级毛细血管丛，后者由远侧部中的血窦构成。这一过程使下丘脑分泌的激素能够作用于远侧部内对应的靶细胞。如果远侧部被移植，缺乏上游的调控结构，则无法继续分泌激素发挥效应。

3. 垂体瘤（pituitary tumor）是一种起源于垂体的肿瘤，大多数为良性。垂体瘤常见于垂体前叶，并根据其特定细胞类型及是否分泌激素、分泌何种激素进行分类。

垂体前叶由嗜酸性细胞与嗜碱性细胞两种功能性细胞组成，根据分泌激素种类，再分成 5 种类型的细胞，每一种都负责合成与分泌一种或多种特定的激素。最常见的功能性垂体腺瘤是泌乳素瘤，分泌过量的催乳素（PRL），导致女性月经失调、溢乳和不孕，男性则可能出现性欲减退、阳痿等症状。还可见生长激素腺瘤，因分泌过多的生长激素，在儿童中会导致巨人症，在成人中会引起肢端肥大症；促肾上腺皮质激素腺瘤，导致库欣病，分泌过量的促肾上腺皮质激素，进而刺激肾上腺分泌过多的皮质醇。也有些垂体瘤为无功能腺瘤，这些肿瘤不会分泌足够的激素以引起临床症状，但它们可能因体积增大而对周围结构造成压迫，影响视力或导致头痛等。其他较少见类型的垂体瘤包括促甲状腺激素腺瘤、促性腺激素腺瘤等。

垂体由口腔外胚层的Rathke囊和间脑底部发育而来。前叶（D）、中叶（F）及上方的结节部来源于口腔外胚层，Rathke囊（E）为口腔外胚层发育的残留结构，这些残留组织在一定条件下可能发生异常增生，进而发展成肿瘤。而垂体的其余部分，包括神经部（G）和上方的垂体柄，则起源于间脑底部神经上皮。神经部或垂体后叶的轴突末端膨大部负责储存催产素和血管加压素，这些轴突与激素来自下丘脑视上核和室旁核的神经内分泌细胞。催产素调节排乳反射；血管加压素也称抗利尿激素，负责调节肾内集合管的通透性。这两种激素在下丘脑合成并储存于神经部的赫林体内（轴突末端的膨大部）。神经部中主要细胞类型为垂体细胞，是一种具有支持功能的神经胶质细胞。因而，垂体瘤的临床症状与神经部无关。

案例二

1. 根据图中的组织学结构特点进行辨识，图A是哺乳期乳腺，图B是甲状腺。

在HE染色切片中，由于哺乳期乳腺分泌乳汁功能旺盛，切片观察时有一些相似的结构特点，但与甲状腺的组织学结构比较，依然具有各自的特点。

（1）相似点：两者都是腺体组织，都包含腺泡结构，腺泡壁都由单层上皮细胞构成，都具有分泌功能。

（2）不同点：乳腺由多个小叶组成，每个小叶包含若干腺泡（分泌单位），腺泡围绕着中央的小叶内导管。在乳头周围，这些导管逐渐汇合形成较大的乳导管。在HE染色切片中，乳腺的腺泡和导管上皮通常呈现为单层立方形或柱状上皮，间质部分则根据个体差异显示不同程度的纤维组织和脂肪细胞。因而，图A中最大的管腔结构为小叶内导管，用于运输乳汁。在多个腺泡腔内的粉色物质，为乳汁，由于其中含有较多脂滴，因而看起来不是均质的。乳腺为外分泌腺体，分泌的乳汁必须通过导管运输。

甲状腺是由许多大小不等的滤泡组成的，是甲状腺的基本功能单位，由一层立方形的滤泡上皮细胞围成，中心充满胶质，是碘化的甲状腺球蛋白，HE染色时呈现均质状。靠近滤泡壁的位置，可有胶质被滤泡上皮细胞摄取的空泡状现象，但无脂滴存在。甲状腺的间质相对较少，主要包括少量的结缔组织和支持血管，但无脂肪细胞，也无导管状结构存在。甲状腺分泌的甲状腺激素直接进入血液，为内分泌腺体。

2. 患者的症状表现为基础代谢率异常升高，血清中的甲状腺激素水平升高。

基础代谢率是指在清醒且处于极端安静状态下，身体为了维持基本的生命活动所需要的最低能量消耗速率，是在理想条件下（即禁食12 h后、静卧、清醒且环境温度与体温相等），人体为了保持呼吸、血液循环、细胞功能、神经和肌肉的基本运作等生理过程所必需的能量。甲状腺激素对调节机体的新陈代谢有着关键作用。当甲状腺激素水平升高时，基础代谢率也会相应升高，是因为：①甲状腺激素能促进细胞内线粒体的数量增加和活性增强，从而提高组织的耗氧量，因为大部分能量代谢过程中都需要氧气参与，所以氧气消耗量的增加意味着代谢率的提高。②甲状腺激素加速脂肪酸氧化和糖酵解过程，使更多的脂肪和糖类被分解以提供能量。这不仅增加了能量的产生，也促进了热量的释放。③在高浓度甲状腺激素的情况下，蛋白质分解加快，导致氮排泄增加，尽管适量的甲状腺激素对于正常的蛋白质合成也是必需的。④甲状腺激素可以加强儿茶酚胺（如肾上腺素）的作用，进一步刺激心脏、血压及其他与能量消耗相关的生理功能。⑤甲状腺激素通过上述途径产生的额外热量有助于维持或提升体温，这也间接反映了基础代谢率的上升。

患者被诊断为格雷夫斯病，这是一种自身免疫病，在女性中发病率显著高于男性。约 85% 的甲状腺功能亢进症病例由格雷夫斯病引起，此病的特点是患者体内会产生针对促甲状腺激素（TSH）受体的自身抗体，这种刺激导致垂体前叶分泌更多的 TSH，进而促使甲状腺产生过多的甲状腺激素，包括 T_4（四碘甲状腺原氨酸）与 T_3（三碘甲状腺原氨酸）。高水平的甲状腺激素引发一系列症状，包括紧张不安、体重减轻及情绪波动等表现。

3. 格雷夫斯病是一种自身免疫病，其特征是体内产生针对促甲状腺激素（TSH）受体的抗体，即促甲状腺受体抗体（TRAb）。在格雷夫斯病患者中，TRAb 通常是阳性的，并刺激甲状腺激素水平升高。

当自身免疫反应发生异常时，格雷夫斯病患者的免疫系统错误地将甲状腺组织识别为外来物质，并产生特异性抗体攻击这些组织。在这种情况下，TRAb 模拟了 TSH 的作用，通过与甲状腺细胞表面的 TSH 受体结合，激活这些受体，能够不依赖正常的 TSH 调节机制而持续刺激甲状腺分泌甲状腺激素（T_3 和 T_4），从而导致甲状腺功能亢进。然而高水平的循环甲状腺激素会反过来抑制垂体分泌 TSH，因此，在格雷夫斯病患者中，尽管甲状腺激素水平很高，但血清 TSH 水平通常很低甚至检测不到。

案例三

1. 先天性甲状舌管囊肿（congenital thyroglossal duct cyst）是胚胎发育过程中甲状腺形成和下降过程中的异常所导致的。甲状腺起源于咽底部的内胚层组织，胚胎发育第 4 周时，甲状腺原基从舌根部开始向下迁移，穿过颈部前方，最终在气管前方定位于其正常位置，这个下降路径所形成的结构被称为甲状舌管。

甲状舌管在甲状腺到达其最终位置后通常会退化消失。如果甲状舌管未完全退化，残留管道或上皮细胞团块形成甲状舌管囊肿。

2. 囊肿最常见于颈部中线位置，特别是舌骨上下区域，因为甲状舌管沿着这条路线下降至最终位置，发育为甲状腺。

甲状舌管囊肿来自残留上皮，发育过程中，甲状舌管上皮已向下完成迁移并发育为甲状腺，因而囊肿与甲状腺之间不相连。

3. 囊肿来自内胚层来源的残留上皮，随着患儿的生长发育，残留上皮也持续生长，因而囊肿体积越来越大，但通常无症状。

案例四

1. 标记 A为球状带，标记 B 为束状带，标记 C 为网状带，标记 D 为糖皮质激素，标记 E 为肾上腺素与去甲肾上腺素。

肾上腺皮质从外向内可以分为 3 层，每层都负责合成和分泌不同类型的类固醇激素。球状带（标记 A）分布于最外层，细胞排列为球团状，主要分泌醛固酮，这是一种盐皮质激素，主要作用是调节体内的钠钾平衡及水分保留，对血压有重要影响。束状带（标记 B）位于球状带之下，细胞排列为条状，是肾上腺皮质中最厚的一层，主要分泌糖皮质激素（标记 D），在应激反应中起关键作用，帮助身体应对压力、调节新陈代谢、抑制免疫反应等。网状带（标记 C）紧邻髓质，细胞交织为网状，是最内层的皮质部分，主要分泌雄激素。在所有这些区域中，细胞通常不会储存大量的激素，也没有明显的分泌颗粒，类固醇激素通过简单的扩散穿过细胞膜释放出来。

髓质位于肾上腺中央，髓质细胞可以被视为经过改造的节后交感神经元。当受到节前交感神经纤维的刺激时，这些细胞会合成并分泌去甲肾上腺素、肾上腺素和脑啡肽。

2. 肾上腺由两部分组成，外层的皮质和内层的髓质，皮质来源于胚胎时期的中胚层，而髓质来源于胚胎时期的外胚层，这两部分不仅在功能上有显著差异，在新鲜状态下外观颜色也有所不同。

肾上腺皮质在新鲜时呈现淡黄色或黄色，这种颜色主要是由于细胞质内含有大量的类脂物质，作为原料合成激素，特别是最厚的束状带，这些脂溶性化合物赋予皮质特有的颜色。

相比之下，肾上腺髓质的颜色更深，为灰红色或棕褐色。因为髓质富含血管和神经组织，并且包含着嗜铬细胞，这些细胞负责合成并储存儿茶酚胺类激素（如肾上腺素和去甲肾上腺素）。血液供应丰富及含有的色素使得髓质呈现出较深的颜色。

3. 艾迪生病（原发性肾上腺皮质功能不全）是肾上腺皮质受损，导致其无法正常分泌足够的类固醇激素，特别是糖皮质激素与醛固酮而引起。这种激素分泌不足直接导致患者出现一系列症状，这些症状与缺乏的激素种类及其生理作用密切相关。

糖皮质激素是一种对身体多种功能至关重要的激素，包括调节新陈代谢、免疫反应以及应对压力的能力。当皮质醇水平降低时，患者可能出现以下症状。①疲劳：糖皮质激素对于维持正常的能量代谢非常重要，其缺乏可导致持续性的疲劳感。②体重减轻：尽管食欲可能正常或增加，但皮质醇参与脂肪和蛋白质代谢，其减少会导致体重下降。③低血压：糖皮质激素有助于血管紧张度的维持，缺乏时可能导致血压下降，严重时可引发直立性低血压（站立时头晕甚至晕厥）。④皮肤色素沉着：促肾上腺皮质激素（ACTH）与黑色素细胞刺激素（MSH）由同一前体分子产生，因此在皮质醇不足的情况下，ACTH 升高，进而引起皮肤和黏膜的色素沉着加深，特别是在暴露部位如脸部、手背、瘢痕处等。

醛固酮是一种盐皮质激素，主要负责调节体内钠钾平衡及水分分布。当醛固酮分泌不足时，正常的电解质平衡和血容量无法维持，加上糖皮质激素缺乏对心血管系统的支持，当进行立位血压测试时，艾迪生病患者可能会显示出明显的收缩压下降。

第9章 皮肤

皮肤是人体最大的器官，由表皮与真皮构成，具有保护、感觉、调节体温和排泄等功能。

表皮是皮肤的浅层，由角化的复层扁平上皮组成，主要细胞类型包括角质形成细胞、黑色素细胞、朗格汉斯细胞和梅克尔细胞。角质形成细胞从基底层向表层分化，经历基底层、棘层、颗粒层、透明层和角质层，最终形成角化细胞并脱落，完成表皮更新。黑色素细胞分布于基底层，合成黑色素，保护皮肤免受紫外线损伤。朗格汉斯细胞是皮肤的免疫细胞，参与抗原呈递。梅克尔细胞与神经末梢形成触觉小体，参与机械感觉。

真皮位于表皮下方，由结缔组织构成，分为乳头层和网织层，富含胶原纤维、弹性纤维和网状纤维，赋予皮肤韧性和弹性。真皮中含有血管、淋巴管、神经末梢和皮肤附属器，如汗腺、皮脂腺和毛囊。汗腺分为外泌汗腺和顶泌汗腺，外泌汗腺分泌汗液，调节体温和排泄；顶泌汗腺主要分布于腋窝和会阴部，分泌黏稠液体，与体味形成有关。皮脂腺分泌皮脂，润滑皮肤和毛发；毛囊是毛发生长的场所，与立毛肌相连，参与体温调节和情绪反应。皮下组织由疏松结缔组织和脂肪组织构成，具有保温、缓冲和能量储存的功能。皮肤的再生能力较强，但深度损伤可导致瘢痕形成。

本章案例的学习目标：

1. 理解皮肤表皮与真皮的结构特点及其功能。
2. 区分厚皮肤和薄皮肤的结构差异。
3. 识别表皮中的主要细胞类型，特别是关注角质形成细胞、黑色素细胞和郎格汉斯细胞等。
4. 识别皮肤附属结构，并解释其发育起源。

案例一

观察皮肤切片（图 9–1），圈内为局部组织的放大图。

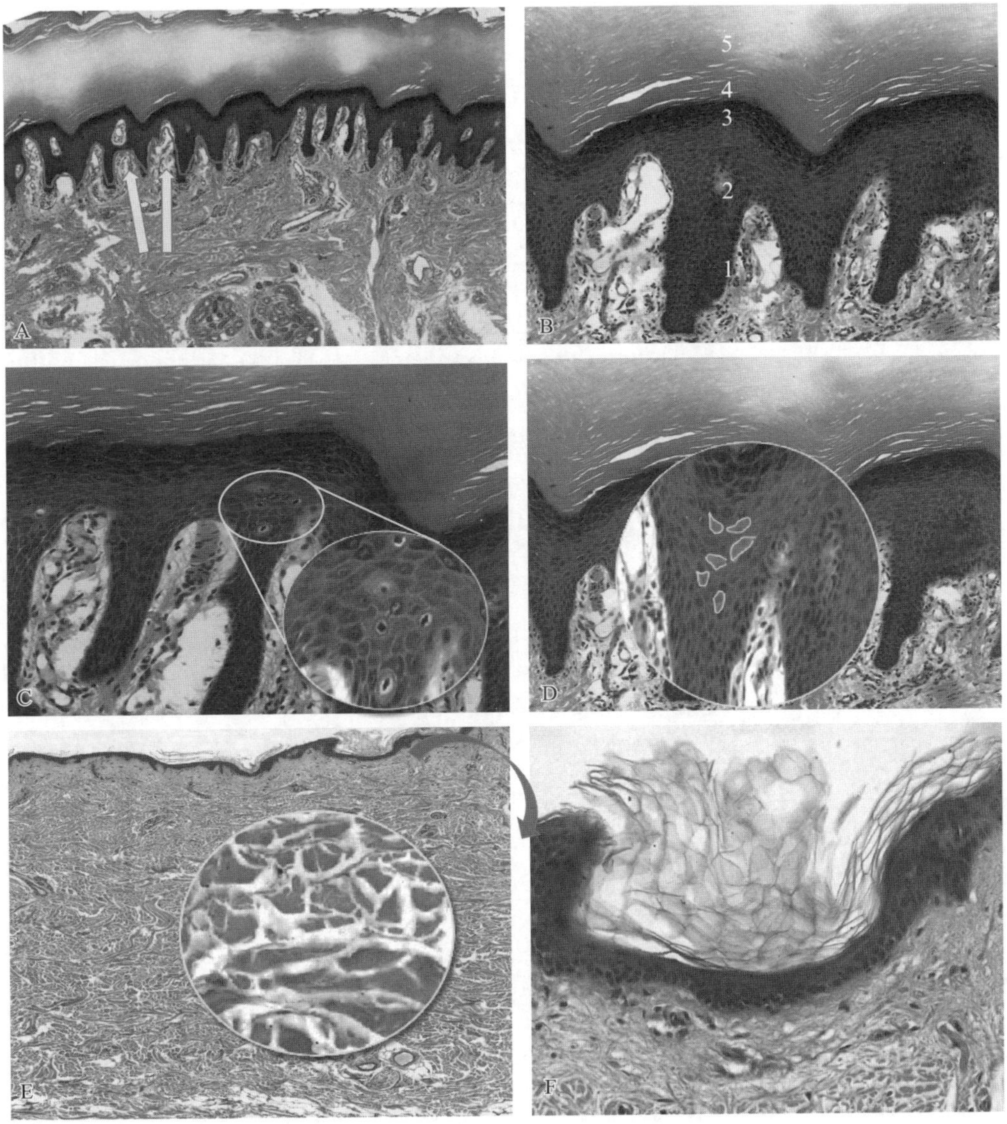

图 9–1　皮肤不同部位镜下图

围绕皮肤结构，小组讨论并回答以下问题：

1. 图 A 中曲线显示什么部位？箭头所示的区域有哪些结构？分别具有何种功能？
2. 图 B 中数字 1 ~ 5 表示表皮的 5 层结构，描述其名称及功能。哪一层有干细胞？
3. 图 C 放大图中胞质浅染细胞是什么？图 D 放大图中黄色标记的是哪一种细胞？

4. 图 E 放大图中显示皮肤的哪一层结构？有什么结构特点？

5. 图 F 为图 E 局部放大，将图 F 与图 A 的结构进行比较，哪一个是厚皮肤，哪一个是薄皮肤？它们的结构有何差异？试着讨论身体各部位皮肤厚度的变化。

案例二

观察图 9-2，图 A 为 HE 染色皮肤切片，图 B 为酪氨酸酶免疫组织化学染色的皮肤切片。

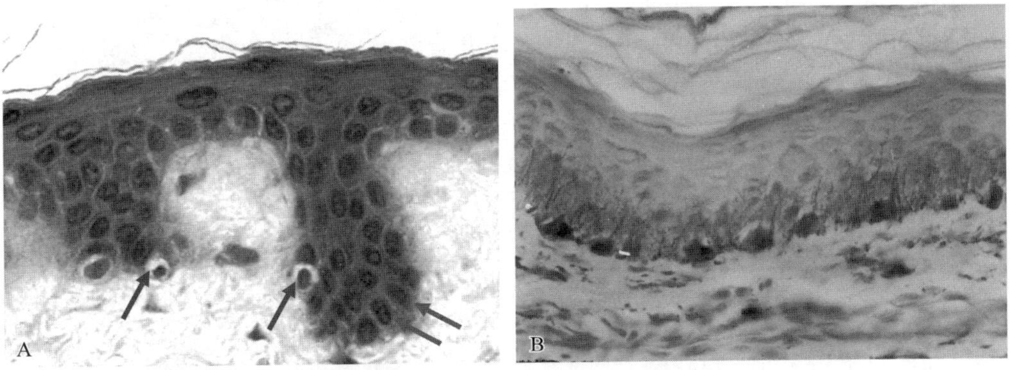

图 9-2　不同染色方法的皮肤镜下图

观察图中结构，小组讨论并回答以下问题：

1. 图 A 中左侧箭头所示是哪一种细胞？讨论该细胞在皮肤中的分布及其来源。图 A 中右侧箭头所示是哪一种细胞？两种细胞如何区分？

2. 图 B 酪氨酸酶免疫组织化学染色阳性（胞质深染）的细胞可能是什么细胞？为什么酪氨酸酶显示阳性？

3. 皮肤的肤色与哪种细胞有关系？在不同肤色人群中，这种细胞的分布有何不同？

4. 如果该种细胞损伤或异常，人体皮肤及其他器官表现有哪些特点？

案例三

图 9–3 是皮肤附属器的显微结构。

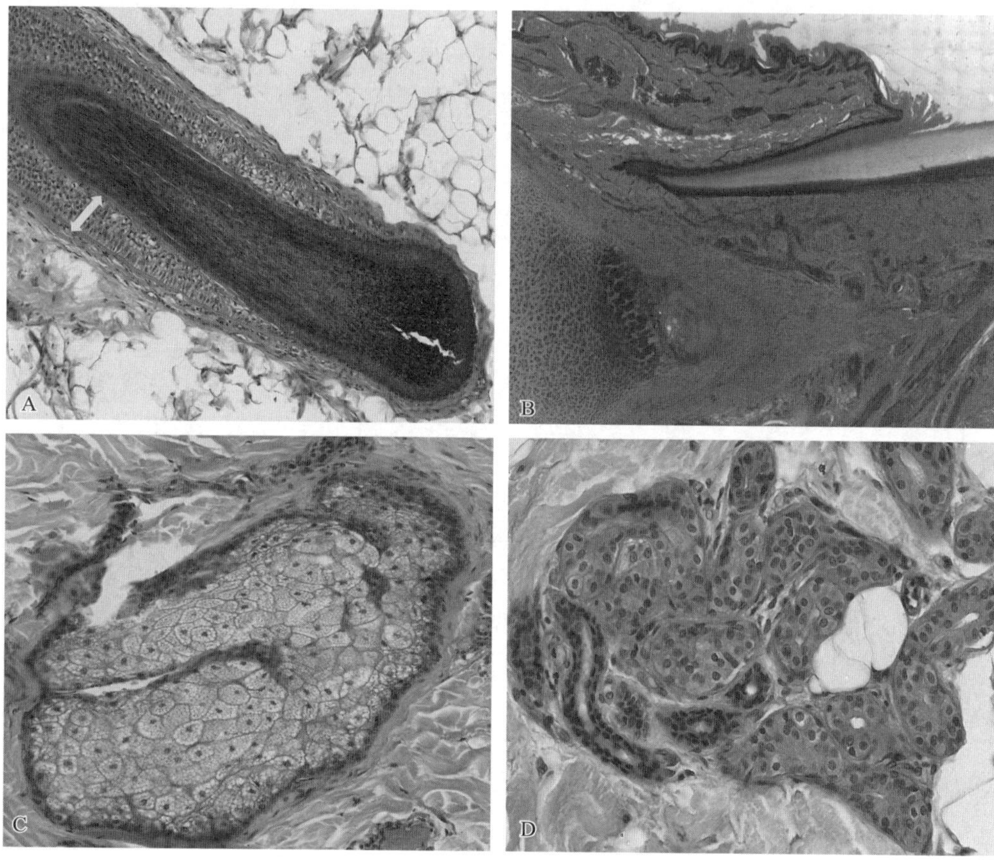

图 9–3 皮肤附属器的镜下图

观察图中结构，小组讨论并回答以下问题：

1. 图 A、B、C、D 分别代表什么结构？
2. 这些结构具有哪些共同特点？
3. 图 A 中的黄色箭头所示结构是什么？与何种结构延续？这种延续表明在皮肤严重烧伤时会起到何种作用？

案例四

新生儿，出生 3 天。自出生时即被发现右侧面颊有一小块淡红色斑点，起初家长以为是分娩过程中造成的轻微擦伤，但随后 3 天内，该区域颜色加深并扩展成明显的红色斑块，且在哭闹时变得更加显著。

皮肤检查：患儿右侧面颊可见一约 2 cm × 3 cm 大小的鲜红色斑块，边界清晰，表面平滑，质地柔软。斑块在按压时可暂时退色，松开手指后迅速恢复原状。周围皮肤无炎症迹象，未见溃疡或出血点。

根据案例资料，小组讨论并回答以下问题：

1. 患儿面颊皮肤上的这种斑块是哪一种出生缺陷？
2. 从皮肤检查结果可获得什么提示？
3. 皮肤上这种先天性出生缺陷常见吗？与胎记是一样的吗？

【问题解析】

案例一

1. 图A中曲线显示皮肤表皮与真皮的交界部位，基膜位于此处。凹凸不平的特点可扩大两者之间的接触面积，并形成指纹等皮纹。

箭头所示的小突起结构是皮肤的真皮乳头，由细密的结缔组织构成，其中含有丰富的毛细血管网，为缺乏血管的表皮层提供必要的营养和氧气。除血管外，真皮乳头还含有多种感觉神经末梢，感受触觉、温度与疼痛，方便更精确地感受外界刺激。真皮乳头加强了皮肤表皮与真皮之间的连接，有助于维持皮肤的整体结构稳定性和强度。

2. 图B中数字1～5分别表示表皮的5层结构，由内而外依次为基底层、棘层、颗粒层、透明层和角质层。薄皮肤没有透明层。

（1）基底层：位于表皮最底层，由单层柱状或立方形细胞构成。其中包括干细胞和基底细胞，负责不断分裂以产生新的细胞，补充上层脱落的细胞。黑色素细胞也位于此层，负责生产黑色素，为皮肤提供色素并保护皮肤免受紫外线伤害。

（2）棘层：较厚，包含多层具有“棘状”突起的细胞，突起之间通过桥粒紧密相连，增强了皮肤的强度和弹性。朗格汉斯细胞位于此层。

（3）颗粒层：包含3～5层扁平细胞，这些细胞内含有许多嗜碱性透明角质颗粒，参与形成角质蛋白。随着向上迁移，细胞逐渐失去活性并最终死亡，同时合成并释放脂类物质，有助于形成皮肤屏障，阻止物质通过。

（4）透明层：由几层扁平无核的细胞组成，细胞中充满嗜酸性的均质状物质，看起来几乎是透明的，主要作用是进一步减少水分散失，并提供额外的屏障保护。

（5）角质层：位于表皮的最外层，由多层死亡的、充满角蛋白的细胞组成，这些细胞已失去细胞核和其他细胞器，起到保护身体免受物理性损伤、防止水分流失以及阻挡外界有害物质（如细菌、病毒及化学物质）入侵的作用。

3. 图C为朗格汉斯细胞，具有抗原捕获与呈递、免疫监视等作用。根据细胞分布于棘层、胞核染色深、胞质浅染的特点初步辨识这类细胞，但并不准确。如果使用CD1a、langerin（CD207）等抗体进行标记可以更清晰地显示出这些细胞。

图D为棘细胞。HE染色时，棘细胞呈现出多边形或略呈梭形的外观，细胞核大，胞质弱嗜碱性，从内向外细胞体积逐渐变大，因染色时组织收缩，细胞间隙较大，可见很多细小的棘分布。

4. 图E显示真皮网织层。

网织层位于乳头层之下，占据真皮的大部分。网织层富含大量粗大的胶原纤维，即放大图中粉红色不规则形态的纤维，它们交错排列，构成强有力的三维网络，为皮肤提供强大的机械强度和抗拉性能。除胶原纤维外，网织层还存在许多弹性纤维，赋予皮肤良好的弹性和恢复能力，使其能够在外力作用后恢复原状。

网织层也可见血管、淋巴管与神经分布，毛囊、皮脂腺和汗腺等皮肤附属器穿过网织层到达表皮。

5. 图 A 是厚皮肤，图 F 是薄皮肤。

主要根据角质层的厚度进行判断，图 F 的角质层厚度明显小于图 A 的角质层厚度；薄皮肤表皮与真皮之间的交界处也更为平整。厚皮肤主要分布于手掌、脚跟、指尖等部位，薄皮肤分布于面部、眼睑等部位。

案例二

1. 图 A 中左侧箭头标记的是黑色素细胞。HE 染色时，根据位于表皮基底层的位置、胞质浅染、核扁椭圆的特点可以初步辨识为黑色素细胞。图 B 的酪氨酸酶标记可准确辨识黑色素细胞。黑色素细胞属于非角质形成层细胞，来源于胚胎发育期的神经嵴细胞，细胞分化迁移至皮肤、毛发、虹膜及黏膜等部位，合成黑色素，以保护身体免受紫外线损伤。

图 A 中右侧箭头指的是胞质中含黑色素颗粒（褐黄色）的基底细胞。基底细胞中的黑色素颗粒来自周围的黑色素细胞。每个黑色素细胞通过其突起结构与 30 ~ 40 个角质形成细胞相连，并向这些细胞提供黑色素，因而棘细胞胞质中也可含有黑色素颗粒。这种分布有助于在整个表皮层中分散吸收紫外线的能力，为皮肤提供广泛的保护。

2. 酪氨酸酶免疫组织化学染色阳性的细胞是黑色素细胞。

酪氨酸酶免疫组织化学染色后，黑色素细胞的胞质呈深褐色阳性表达，可显示细胞的轮廓，胞体呈椭圆形，有突起伸向基底细胞之间。酪氨酸酶（tyrosinase）存在于黑色素细胞的胞质中，是黑色素合成途径中的关键酶，催化黑色素生成的第一步，即酪氨酸到多巴（DOPA）的转化。在黑色素细胞中，酪氨酸酶表达为阳性意味着这些细胞能够产生并利用酪氨酸酶来合成黑色素。

3. 皮肤的肤色与黑色素细胞有关。在不同的肤色中，黑色素细胞的数量基本相同，肤色的差异主要取决于黑色素的产生量、黑色素体的大小及它们聚集的程度。

4. 如果该种细胞损伤或异常，可能导致多种疾病。

（1）白癜风：是一种与黑色素细胞相关的自身免疫病，身体的免疫系统错误地攻击和破坏皮肤中的黑色素细胞，导致局部或广泛的皮肤失去色素，形成白色斑块。

（2）先天性色素脱失症：如白化病，这类遗传性疾病是黑色素细胞功能障碍或缺乏酪氨酸酶活性引起的，导致全身或部分皮肤、毛发及眼睛缺乏正常色素。白化病患者往往有非常浅色的皮肤、头发，以及对阳光敏感的眼睛。

拓展资源 9-1 人体皮肤的肤色

案例三

1. 图 A、B、C、D 的结构分别表示毛发、指甲、皮脂腺、汗腺。

2. 这些结构尽管不同，但都属于皮肤附属器，具有相同的发生原基，均来自表面外胚层。

在胚胎发育过程中，来自表皮的一些上皮细胞向下衍生，深入到真皮层，发展为各种皮肤附属器。皮脂腺和汗腺都有腺体结构与导管系统，产生分泌物并从产生部位输送到皮肤表面。而从毛囊中生长角化的毛发，从甲床中生长角化的指甲，都与皮肤的角化过程相似。这些结构还具有与上皮组织同样的自我修复和再生能力。例如，在损伤后，汗腺和皮脂腺能够在一定程度上恢复其功能，毛囊也有周期性的生长休止循环，即使毛发暂时脱落，新的毛发仍可从同一毛囊再生长出来。

视频 9-1 体被系统的发生

3. 图 A 黄色箭头标记结构为毛囊的上皮根鞘，与皮肤表皮相延续。在皮肤受到严重烧伤或进行皮肤移植时，上皮根鞘中含有表皮干细胞，具有很强的再生能力。干细胞增殖、分化与迁移，在受损表面形成新表皮层，促进伤口愈合，在表皮重建过程中起至关重要的作用。同理，皮脂腺、汗腺等也同样可以起到上述作用。

拓展资源 9-2 皮肤烧伤与皮肤结构的关系

案例四

1. 患儿面颊皮肤上的这种斑块是先天性血管瘤（congenital hemangioma），毛细血管瘤可能性大，是在婴儿出生时即已存在或在出生后几周内显现的血管异常，血管组织发育异常导致。

毛细血管瘤是最常见的类型之一，由异常增生的毛细血管组成，可在皮肤上形成平坦或稍微隆起的红色斑块。海绵状血管瘤则由较大的血窦构成，外观呈蓝紫色肿块，质地较软。

2. 根据皮肤检查时毛细血管瘤外观特点、位置及对压力反应的描述，初步考虑为常见的良性血管瘤。恶性血管瘤的病变则表现为边界不清、质地较硬，有时伴有疼痛或溃疡形成。组织活检是区分良性与恶性病变最直接的方法。

3. 先天性血管瘤是一种相对常见的婴幼儿皮肤病变，约占同期所有血管瘤病例的 10.3%。

血管瘤与胎记并不相同。虽然两者都可出现在婴儿出生时或出生后不久，但它们有着不同的病理基础和临床表现。

血管瘤是血管内皮细胞异常增殖导致的一种病变，分为真正的血管瘤和血管畸形两种类型。真正的血管瘤自行消退，而血管畸形则终身存在，并且随着年龄增长可能发展加快。

胎记则是宫内发育阶段色素沉着或其他原因引起的皮肤标记，大多数情况下对健康没有影响，主要是美观问题。胎记的颜色可能是暗红、灰黑等，通常不会突起于正常皮肤表面，按压后不退色。

第10章 感觉器官

眼和内耳是感觉器官的重要组成部分，分别负责视觉和听觉平衡功能。

眼由眼球和附属器组成，眼球壁分为纤维膜、血管膜和视网膜3层。纤维膜包括角膜和巩膜，角膜透明，富含神经末梢，是光线进入眼内的主要通道；巩膜坚韧，维持眼球形状。血管膜由虹膜、睫状体和脉络膜组成，虹膜调节瞳孔大小，控制光线进入；睫状体分泌房水，并参与调节晶状体曲度；脉络膜富含血管和色素，营养视网膜并吸收散射光。视网膜是眼的感光层，由色素上皮层和神经层构成，神经层包括感光细胞（视杆细胞和视锥细胞）、双极细胞和节细胞。视杆细胞感受弱光，视锥细胞感受强光和色觉。眼内容物包括房水、晶状体和玻璃体，维持眼压和光线传导。

内耳由骨迷路和膜迷路组成，骨迷路包括前庭、半规管和耳蜗，膜迷路内含内淋巴。前庭和半规管负责平衡觉，前庭内有椭圆囊和球囊，感受直线加速度；半规管内有壶腹嵴，感受角加速度。耳蜗是听觉器官，由前庭阶、鼓阶和蜗管组成，蜗管内有螺旋器（Corti器），包含毛细胞和支持细胞，毛细胞将声波振动转化为神经冲动。

本章案例的学习目标：

1. 辨识眼球壁的3层结构，描述晶状体的结构特点。
2. 解释房水的来源和排出路径，并识别所涉及的眼部结构。
3. 理解眼球的胚胎发生过程，描述视网膜的层状结构，并解释这些细胞是如何相互连接及传递神经信号的。
4. 识别并区分前庭系统的位觉感受结构（椭圆囊斑、球囊斑、壶腹嵴）和内耳的听觉感受结构（耳蜗、三种不同的腔室、血管纹、螺旋器等）。
5. 明确内淋巴和外淋巴的分布位置，并理解它们参与触发毛细胞的过程。

案例一

眼是由眼球壁和眼球内容物共同组成的精细结构。观察下列切片图（图 10–1），识别特定结构，并理解它们在维持眼球功能中的重要作用。

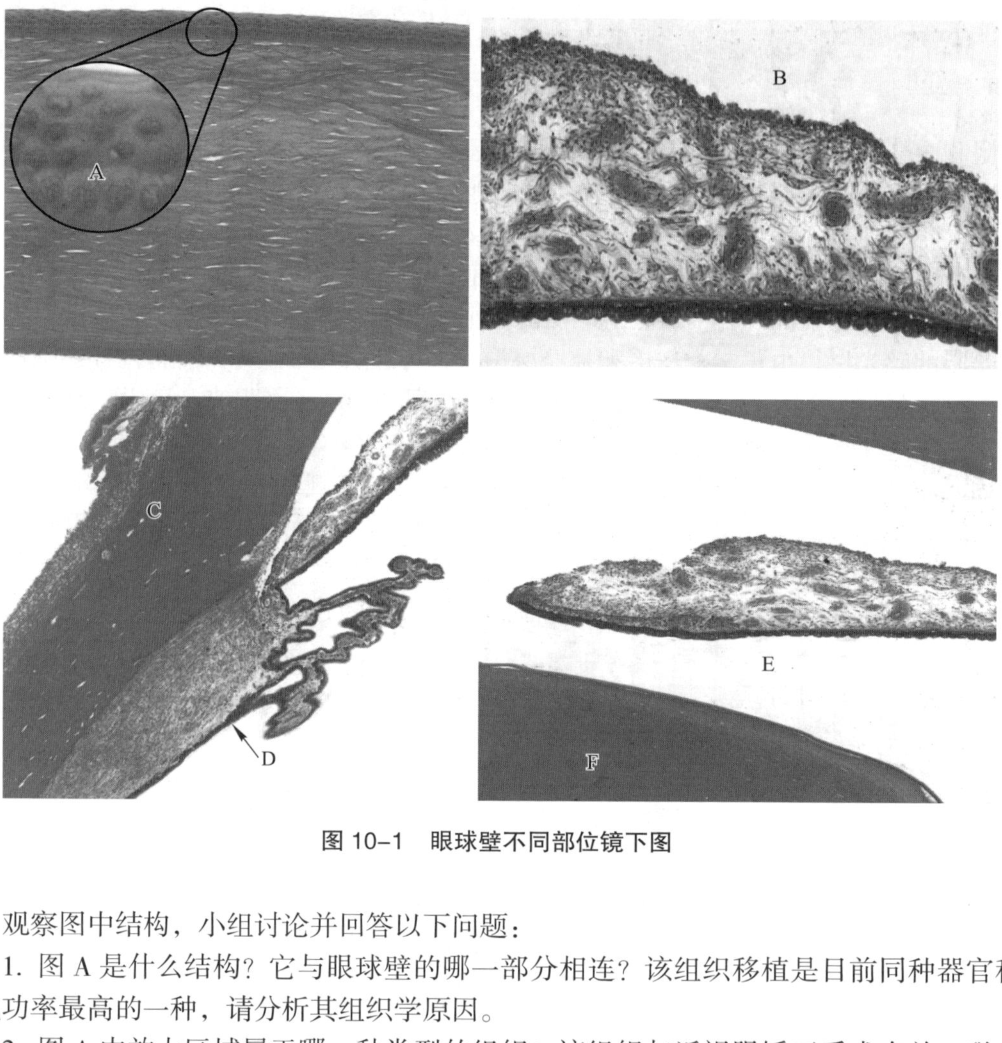

图 10–1　眼球壁不同部位镜下图

观察图中结构，小组讨论并回答以下问题：

1. 图 A 是什么结构？它与眼球壁的哪一部分相连？该组织移植是目前同种器官移植中成功率最高的一种，请分析其组织学原因。

2. 图 A 中放大区域属于哪一种类型的组织？该组织与近视眼矫正手术有关，联系结构讨论这一手术的组织学结构原理。

3. 辨识图中 B、C、D、E标记的区域或结构名称，并进行排序。

4. 图 F 是什么结构？其结构特点与视觉形成有何关系？

案例二

图 10–2 为视网膜的 HE 染色切片图与早期发生图。

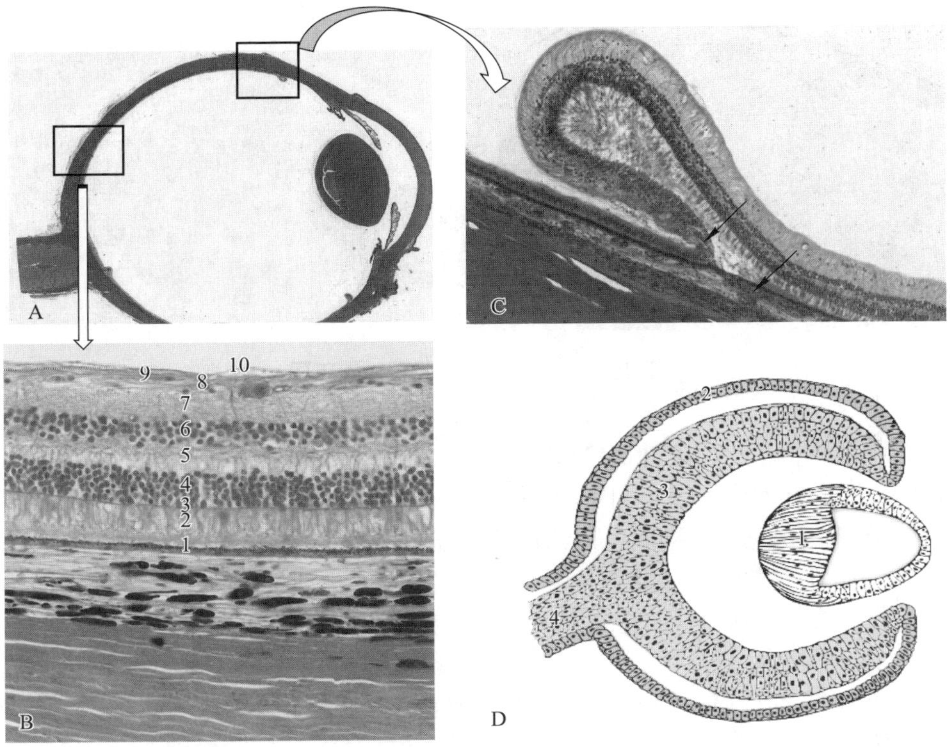

图 10–2　视网膜的镜下图与早期发生示意图

观察图中结构，小组讨论并回答以下问题：

1. 图 A 显示眼球壁与晶状体，图 B 取自于图 A 眼球后壁的结构，1 ~ 10 标记了视网膜的各层结构，根据标记的结构，回答下列问题：

哪一层包含感光细胞的细胞核？

哪一层包含双极细胞的细胞核？

哪一层包含感光细胞和双极细胞之间的突触？

哪一层包含供应视网膜的血管？

哪一层负责吸收杂散光并防止光的反向反射？

哪一层负责感光物质成分的更新？

2. 光线通过眼球内容物后首先到达视网膜的哪一层？

3. 图 C 两个箭头分别指示何种结构？该图结构正常吗？

4. 图 D 是视杯与晶状体发生模式图，图中 1 ~ 4 所示分别为何种结构，并对其图形做一描述。

案例三

观察内耳 HE 染色切片（图 10–3），重点观察与毛细胞相关的结构。

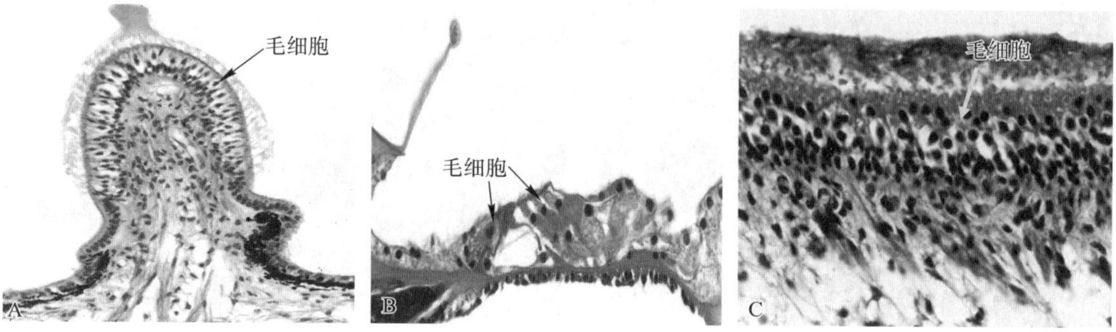

图 10–3　内耳不同感觉器的镜下图

观察图中结构，小组讨论并回答以下问题：

1. 图 A、B、C 分别代表内耳内的何种结构？

2. 图中用箭头标记了毛细胞，讨论这些毛细胞损伤后可能发生的现象。

3. 图 B 中左上角粉色线条状结构是什么？与下方的毛细胞有哪些结构与功能关系？

4. 在图 A、B、C 中，毛细胞分别与来自哪种神经节的突起形成突触？各自神经节细胞胞体位于何处？

5. 图中所有毛细胞属于神经元还是上皮细胞？与呼吸道上的纤毛细胞比较，结构上有何区别？

案例四

观察耳蜗的 HE 染色切片（图 10–4），重点观察与内淋巴和外淋巴相关的结构。

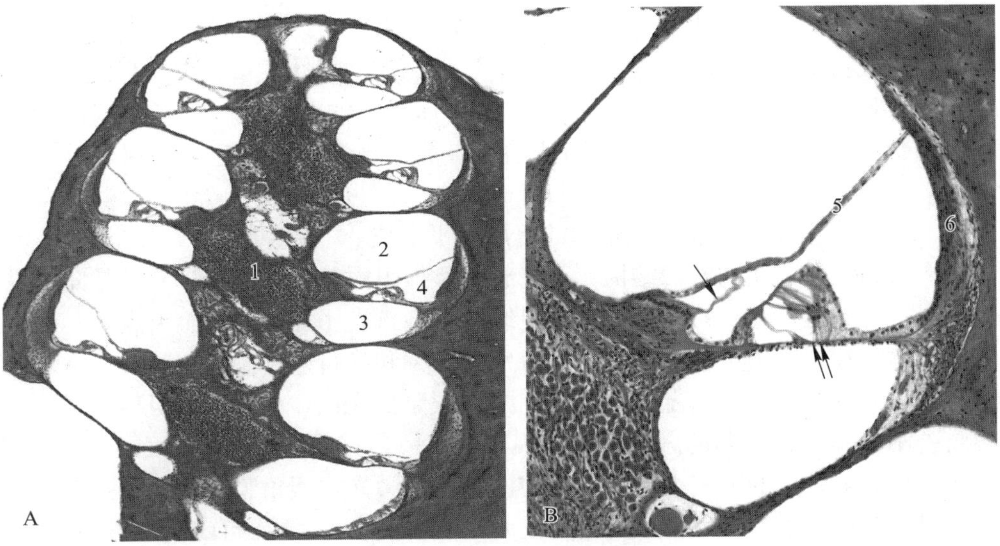

图 10–4　耳蜗的镜下图

观察图中结构，小组讨论并回答以下问题：

1. 图中标记 1 ~ 6 所示为何种结构？
2. 标识 2 ~ 4 中哪些结构含有内淋巴与外淋巴？
3. 内淋巴由哪个结构分泌？内淋巴如何循环？循环受阻后可能产生什么现象？
4. 图 B 中单箭头和双箭头所指的两个结构是什么？与什么功能相关？

【问题解析】

案例一

1. 图 A 是角膜，角膜与巩膜相连，共同构成眼球壁的最外层（纤维膜）。

角膜移植成功率高的原因是其独特的解剖学和免疫学特性，角膜中没有血管、淋巴管与免疫细胞，减少了免疫系统对移植角膜产生排斥反应的可能性。尽管角膜移植的成功率较高，但仍需使用免疫抑制剂来预防或治疗可能出现的排斥反应，特别是对于高风险患者。

2. 放大图是角膜上皮，属于未角化的复层扁平上皮。

角膜作为眼睛最前端的透明结构，不仅起到保护眼内组织的作用，而且是光线进入眼睛的第一个折射介质。其独特的结构对于光线的正确折光（即折射）至关重要，确保图像能够清晰地聚焦在视网膜上。角膜由于其特殊的曲率和高折射率（约 1.376），贡献眼睛总折光力的约 2/3，约为 43 个屈光度（D），对进入眼睛的光线产生显著的折射效果。

角膜磨削术是一种早期的激光矫正近视眼手术，直接作用于角膜表面。手术过程中，医生会移除角膜最外层的上皮细胞，然后使用准分子激光重塑角膜表面，使其变平，以改善近视状况。但这种手术对角膜上皮损伤较大，不够精准，目前已有新手术方法替代。

3. 图中 B、C、D、E 所示的区域分别为前房、角膜缘、睫状体上皮、后房。这些结构是眼内房水循环系统的关键组成部分。

按照房水的产生、流动及排出途径，4个结构的排序依次为 D、E、B、C。这一顺序反映了房水从产生到排出的路径，即睫状体上皮产生和分泌房水，后房接收并暂存房水，通过瞳孔进入前房，最终在角膜缘通过小梁网和巩膜静脉窦回流到血管系统。在此过程中，房水营养角膜和晶状体。

视频 10–1　眼的组织学结构

4. 图中 F 为晶状体。

晶状体是一个重要的透明双面凸扁圆体结构，位于虹膜和玻璃体之间，主要功能是通过改变其形状来调整眼睛的焦距，使远处与近处物体都能在视网膜上形成清晰的图像。图中 F 为晶状体局部，嗜酸性，可见浅层的上皮细胞和深层的长条形晶状体纤维，以及外包的一层透明弹性膜。光线可直接穿过晶状体，其双凸的形状与晶状体纤维环形排列的方式形成类似透镜的结构，具有较高的折射率（1.386 ~ 1.406），因而可以显著弯曲光线路径，将光线正确地导向视网膜，还可通过睫状小带等结构，改变自身的形态来适应不同距离物体的视觉需求。

案例二

1. 图中标记 4 为视细胞层，也称视杆视锥层，包含感光细胞的细胞核；标记 6 为双极细胞层，也称内核层，包含双极细胞的细胞核；标记 5 为外网层，包含感光细胞和双极细胞之间的突触；标记 8 为节细胞层，标记 9 为神经纤维层，都包含供应视网膜的血管；标记 1 为色素上皮层，负责吸收杂散光并防止光的反向反射，同时负责感光物质成分的更新。

视网膜中的细胞及其突起排列有序，可据此将视网膜自外向内分为 10 层。①色素上皮层：由单层色素上皮细胞构成；②视杆视锥层：由视杆细胞和视锥细胞的外突构成；③外界膜：由 Müller 细胞的外突末端连接而成；④外核层：由视杆细胞和视锥细胞的细胞体组成；⑤外网层：由视杆细胞和视锥细胞的内突及双极细胞的树突构成；⑥内核层：由双极细胞、水平细胞、无长突细胞和 Müller 细胞的胞体构成；⑦内网层：由双极细胞的轴突和无长突细胞及节细胞的树突构成；⑧节细胞层：由节细胞的胞体组成；⑨神经纤维层：由节细胞的轴突组成；⑩内界膜：由 Müller 细胞的内突末端连接而成。

2. 光线通过眼球内容物后首先到达视网膜的内界膜。

视网膜的内界膜是视网膜最内侧的一层结构，主要由 Müller 细胞的基底突起形成。Müller 细胞是视网膜中的神经胶质细胞，其突起延伸至视网膜的所有层，并在最内层形成这层连续的内界膜，提供机械支持，有助于维持视网膜内部环境的稳定性。内界膜还能限制不同类型的细胞（包括炎症细胞）从玻璃体向视网膜内部迁移，这对于防止视网膜内部发生不必要的免疫反应或其他异常过程非常重要。

3. 图 C 中左侧箭头标记了视网膜的色素上皮层，右侧箭头标记了色素上皮层和视网膜视细胞层之间的异常腔隙。因而该图结构异常，显示色素上皮层和视网膜视细胞层之间局部分离，即视网膜脱离（retinal detachment）。

视网膜脱离是指视网膜从其正常位置脱离，与脉络膜或视网膜色素上皮层分离，伴随着液体（可能是血液、渗出液或眼内液体）在分离的腔隙内积聚。由于失去了来自色素上皮的支持和营养供给，视网膜脱离后可能会变薄甚至坏死。此外，脱离区域的感光细胞由于缺乏正常的代谢支持而面临永久性损伤的风险。视网膜脱离最常见的症状是视野内出现闪光和（或）飞蚊，如果不及时治疗将导致视力丧失。

拓展资源 10-1 先天性视网膜剥离

4. 图 D 中标记 1 是晶状体泡，标记 2 是视杯外层，标记 3 是视杯内层，标记 4 是视柄。这幅眼发生的模式图显示，视网膜是由标记 2 视杯外层与标记 3 视杯内层这两层分化后共同形成的。

视频 10-2 眼的发生

案例三

1. 图 A 是壶腹嵴，图 B 是螺旋器，图 C 是椭圆囊斑或球囊斑。

2. 图 A 与图 C 的毛细胞损伤，可导致平衡功能异常。图 A 壶腹嵴与图 C 椭圆囊斑或球囊斑，都是平衡觉的重要感受器。壶腹嵴内的毛细胞负责感知头部旋转运动时的角加速度，椭圆囊斑主要感知水平方向的直线加速度和头部的倾斜，球囊斑主要感知垂直方向的直线加速度。当这些结构的毛细胞受损时，将导致平衡功能异常，表现为眩晕伴有恶心或呕吐；平衡障碍，站立或行走时不稳定，容易摔倒；眼球震颤，出现不自主的眼球快速运动；空间定向障碍，难以判断自身位置和方向等一系列症状。梅尼埃病和前庭神经炎为常见的毛细胞损伤相关疾病。

图 B 的毛细胞损伤则可能导致听力丧失。图 B 螺旋器的毛细胞是听觉感受器的核心组成部分，负责将声波的机械振动转化为神经电信号。当螺旋器的毛细胞受损时，会导致听觉功能障碍，表现为听力下降、耳鸣、言语分辨能力下降等症状。常见于噪声性耳聋、老年性耳聋、药物性耳聋等疾病。

3. 图 B 中左上角粉色的线条状结构是盖膜。

此图因切片制作过程中，盖膜一端与毛细胞分离，不在正常位置。体内的盖膜与下方的毛细胞紧密相贴。盖膜主要由胶状基质和纤维组成，HE 染色时为嗜酸性，具有弹性和韧性。盖膜位于螺旋器的上方，一端附着于螺旋缘，另一端悬浮于内淋巴中，覆盖在毛细胞的静纤毛上，通过与毛细胞静纤毛的机械耦合，选择频率，传递声波引起的振动，从而刺激毛细胞产生听觉信号。盖膜损伤或异常可能导致听力下降或听觉功能障碍。

4. 图 A 和图 C 中，毛细胞与来自前庭神经节的突起形成突触。前庭神经节细胞属于双极神经元，胞体位于内耳道底部，外周突（树突）与毛细胞形成突触连接，中枢突（轴突）组成前庭神经，将信号传递到脑干。

图 B 螺旋器中，毛细胞与来自耳蜗神经节的树突形成突触。耳蜗神经节也属于双极神经元，胞体位于骨螺旋板与蜗轴相连处，轴突组成耳蜗神经，将信号传递到脑干。

5. 耳内的毛细胞不属于神经元，而是特化的感觉上皮细胞。它们将声波或机械刺激转化为神经信号，对于听力和平衡觉至关重要。

内耳毛细胞与呼吸道内纤毛细胞的游离面上都有很多纤毛，外观相似，但在结构上有以下区别。

（1）内耳毛细胞游离面有静纤毛和一根较长的动纤毛（在某些发育阶段后动纤毛可能退化）。静纤毛呈阶梯状排列，高度逐渐增加。在不同程度机械力（如声波或头部运动）作用下，不同高度的静纤毛发生弯曲，导致离子通道打开，产生电位变化，触发毛细胞基部与传入神经（如前庭神经或耳蜗神经）之间通过突触连接，传递神经信号。因而，这种纤毛不具备运动能力，主要用于感知机械刺激并将之转换为生物电信号。

（2）呼吸道内纤毛细胞游离面有大量动纤毛，纤毛较短且均匀分布、长短较一致。纤毛具有典型的“9+2”微管排列模式，即外围有 9 对双联体微管围绕着 1 对中央微管，并含有动力蛋白臂与基体，驱动微管间的相对滑动，从而导致纤毛弯曲和摆动。因而，这种纤毛能够执行主动运动，进行规律性的摆动。

视频 10–3 内耳的组织学结构

视频 10–4 螺旋器的结构

案例四

1. 图中标记 1 为蜗轴，标记 2 为前庭阶，标记 3 为鼓室阶，标记 4 为膜蜗管，标记 5 是前庭膜，标记 6 是血管纹。

2. 图中标记 2 前庭阶与标记 3 鼓室阶中有外淋巴，标记 4 膜蜗管中有内淋巴。

3. 内淋巴由标记 6 血管纹分泌，填充于标记 4 膜蜗管。

血管纹是富含毛细血管的复层上皮组织结构，由 3 层细胞组成。最外层细胞负责产生并分泌钾离子到内淋巴中；中间层细胞主要由黑色素细胞构成，与血管纹的发育有关；最内侧细胞形成屏障，分隔血管纹和其他内耳结构。

血管纹最重要的功能是分泌与维持内淋巴特有的高钾低钠离子环境，这一特性对于耳蜗中将声波振动转化为电信号的转换机制至关重要。血管纹还负责维持耳蜗内的内淋巴正电位，约 +80 mV。这个电位差可以驱动听觉感受器细胞的动作电位，以产生有效的声音感知。

由于耳蜗独特的解剖结构，内淋巴没有直接的出口或入口。内淋巴的“循环”是指内淋巴与周围组织之间的离子和其他物质动态交换过程，废物和多余的离子通过基底膜下的间隙被吸收进入血管系统或者通过其他途径被清除。内淋巴可通过内淋巴导管和内淋巴囊进入硬膜下隙进行压力调节。内淋巴循环失衡，可导致压力异常，引起梅尼埃病（Ménière's disease），其典型症状包括听力下降、耳鸣和眩晕。

4. 图 B 中单箭头为盖膜，双箭头是基底膜，与感受声音的振动密切相关。

盖膜的特点见前述。

基底膜位于耳蜗的螺旋器下方，分隔膜蜗管和鼓室阶。基底膜由一层复杂的弹性纤维构成，宽度和厚度在不同部位有所不同，靠近耳蜗底部较宽且厚，而向顶部逐渐变窄变薄，这种特性可以对不同频率的声音进行精准分解与传递。

当声波通过耳道传导到鼓膜并进一步传递至耳蜗内的液体时，不同频率的声音在不同宽度与厚度的基底膜上产生最大的振动响应，这些振动再通过盖膜刺激位于基底膜上的毛细胞，转换为电信号，并传送到大脑进行处理。

视频 10–5 血管纹的结构与功能

第11章 免疫系统

免疫系统包括免疫器官、免疫细胞和免疫分子，其核心任务是识别和清除病原体，维持机体稳态。

免疫器官分为中枢免疫器官和周围免疫器官。中枢免疫器官包括胸腺和骨髓，是免疫细胞发育和分化的场所。胸腺由皮质和髓质组成，皮质内富含未成熟的T细胞，髓质内有成熟的T细胞和胸腺小体，胸腺上皮细胞和树突状细胞参与T细胞的选择和成熟。骨髓是B细胞和所有血细胞的发源地，其基质细胞和细胞因子支持造血过程。周围免疫器官包括淋巴结、脾和黏膜相关淋巴组织，是免疫应答的主要场所。淋巴结由皮质、副皮质和髓质组成，皮质内有淋巴滤泡，B细胞在此活化增殖；副皮质富含T细胞和树突状细胞，参与细胞免疫；髓质内有浆细胞和巨噬细胞，参与抗体分泌和抗原清除。脾是最大的周围免疫器官，分为白髓和红髓。白髓由动脉周围淋巴鞘和淋巴小结组成，参与淋巴细胞活化；红髓富含血窦和巨噬细胞，负责过滤血液和清除衰老红细胞。黏膜相关淋巴组织分布于呼吸道、消化道和泌尿生殖道黏膜，如扁桃体、派尔集合淋巴结和阑尾，构成黏膜免疫屏障。

免疫细胞包括淋巴细胞、抗原呈递细胞（如树突状细胞、巨噬细胞）和效应细胞（如NK细胞、粒细胞），通过识别抗原、呈递抗原和分泌细胞因子参与免疫应答。

本章案例的学习目标：

1. 区别中枢与周围淋巴器官的免疫组织特点。
2. 辨识胸腺、淋巴结与脾的组织学结构，并予以区别。
3. 联系结构特点，初步分析相关异常的组织学基础。

案例一

图 11–1 为免疫系统两种免疫器官的镜下结构图。

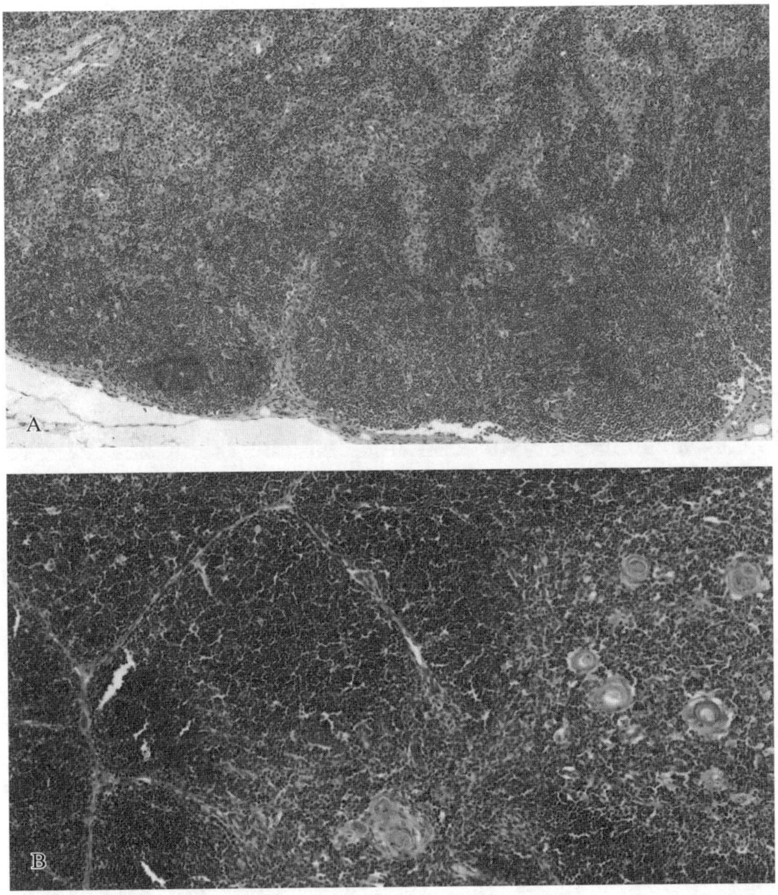

图 11–1　两种免疫器官的镜下图

观察图中结构，小组讨论并回答以下问题：

1. 图 A 是免疫系统中的哪一种器官？图中有哪些辨识结构的依据？
2. 图 B 是免疫系统中的哪一种器官？图中有哪些辨识结构的依据？
3. 有一类淋巴细胞在两种器官中都有分布，形态与功能也相同吗？

案例二

图 11–2 为 HE 染色脾切片的低倍镜与高倍镜镜下图。

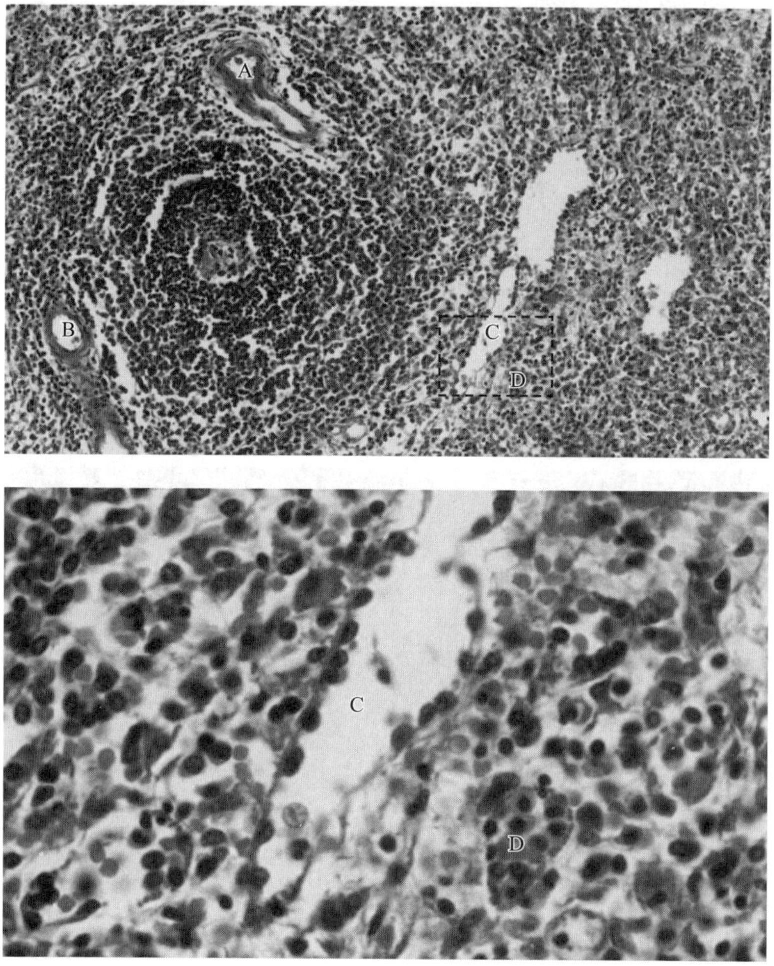

图 11–2　脾的镜下图

观察图中结构，小组讨论并回答以下问题：

1. 图中标记 A、B、C、D 的结构是什么？这些结构之间有什么关联？

2. 标记 C 有什么结构特点？脾中这个结构有什么功能？

3. 标记 D 结构的腔中，有一些嗜酸性的细胞，这些细胞名称是什么？标记 C 结构中应该有这些细胞吗？

案例三

患儿，女，2岁。因出生后逐渐加重的双下肢肿胀前来就诊。患儿为足月顺产，出生时无明显异常。家长发现患儿双下肢自出生后逐渐出现肿胀，左侧较右侧明显，行走时步态不正常，但肿胀部位无疼痛或压痛。

下肢检查：双下肢对称性肿胀，左侧较右侧明显。皮肤增厚，质地较硬，按压后无明显凹陷，无红斑、发热或触痛。

超声检查：双下肢皮下组织增厚，可见淋巴液积聚，未见明显淋巴结肿大或异常血流信号。

淋巴显像：双下肢淋巴回流缓慢，左侧较右侧明显。淋巴管显影不全，提示淋巴管发育不良。

诊断为先天性淋巴水肿（congenital lymphedema）。

根据案例资料，小组讨论并回答以下问题：

1. 患儿发生双下肢水肿，是因为淋巴液积聚。联系淋巴液的功能，讨论下肢水肿的机制。

2. 患儿淋巴管发育不全，但淋巴结无异常。为什么？

3. 患儿淋巴管管壁的内皮细胞发生了基因突变，那么血管内皮细胞也可能发生异常吗？

案例四

患儿，男，出生后 3 天。自出生以来即表现出呼吸困难、喂养困难及全身性肌无力。患儿为足月顺产，但出生时 Apgar 评分较低，1 min 评分为 4 分，需要复苏。出生后不久即发现存在呼吸急促和青紫现象，同时喂奶时吸吮无力，体重增长缓慢。此外，观察到婴儿对周围环境的反应低下，肌肉张力明显减弱。

体格检查：体温正常，心率增快，呼吸频率增加，营养状况差，全身肌肉松弛。血液分析显示白细胞计数在正常范围内，但淋巴细胞绝对数量减少。免疫球蛋白 IgG、IgA、IgM 均处于低水平。基因检测提示 FOXN1 基因突变，该基因与胸腺发育密切相关。胸部 X 线片显示胸腺缺如或发育极小，纵隔轮廓清晰，无占位性病变。超声心动图排除先天性心脏病的可能性。

基于以上临床表现、实验室检查结果及影像学特征，患儿被确诊为胸腺发育不全（DiGeorge 综合征的一种表现形式）。

根据案例资料，小组讨论并回答以下问题：

1. 患儿患有先天性胸腺发育不全，血液分析发现淋巴细胞绝对数量减少，那么是哪一种淋巴细胞减少？

2. 患儿为什么存在呼吸困难与肌无力现象？

3. 如果进行骨髓移植，可以治疗胸腺发育不全吗？

【问题解析】

案例一

1. 图 A 是淋巴结。依据图中的外侧深色与内侧浅色结构组合特点判断。图中下方浅色区为淋巴结外的疏松结缔组织，淋巴结表面有一薄层深粉色致密结缔组织包裹，为被膜。被膜下方深色区为皮质，细胞排列非常密集。皮质上方为髓质，其中条索状的髓索明显可见，髓索间浅色区域为髓窦。

淋巴结的组织学结构主要包括被膜、皮质和髓质。被膜为结缔组织，内含输入淋巴管。皮质含淋巴小结和副皮质区，淋巴小结主要由 B 细胞构成，副皮质区富含 T 细胞。髓质由髓索和髓窦组成，髓索含 B 细胞、浆细胞和巨噬细胞，髓窦则负责过滤淋巴液。淋巴结通过这些结构实现免疫应答和淋巴过滤。

2. 图 B 是胸腺。同样依据图中的深色与浅色结构组合特点判断，图中粉红色的团状结构为胸腺的特征性结构。

胸腺是中枢淋巴器官，其组织学结构主要由被膜、小叶间隔及实质构成。被膜由结缔组织形成，深入实质形成小叶间隔，将胸腺分为若干不完整的小叶。每个小叶包括皮质和髓质两部分。皮质位于小叶周边，富含密集的胸腺细胞（即 T 细胞前体）和胸腺上皮细胞，是 T 细胞分化、成熟的主要场所。髓质位于小叶中央，胸腺细胞较少，但含有较多的胸腺上皮细胞及特征性的胸腺小体（Hassall 小体），后者可能参与调节胸腺内环境及 T 细胞的阴性选择。胸腺通过其独特的微环境，促进 T 细胞的成熟与选择，对建立机体免疫耐受具有重要作用。

3. T 细胞在淋巴结与胸腺中都存在，但两者形态与功能不同。

淋巴结中的 T 细胞通常是成熟的 T 细胞，形态相对一致，体积较小，核质比高，显示出典型的淋巴细胞形态。它们已经完成了在胸腺中的选择过程，并迁移至外周淋巴器官如淋巴结中。这些成熟的 T 细胞负责执行免疫应答，识别由抗原呈递细胞（如树突状细胞）呈递的外来抗原，并启动细胞免疫反应。淋巴结中的 T 细胞包括辅助 T 细胞（$CD4^+$）和细胞毒性 T 细胞（$CD8^+$），分别参与调节免疫应答和直接杀伤感染细胞。

胸腺中的 T 细胞也称胸腺细胞，这些细胞处于不同的发育阶段，从小型未成熟的前体细胞到较大的成熟 T 细胞。在胸腺皮质中，胸腺细胞较为密集，形态多样，包括大量正在经历阳性选择和阴性选择的未成熟 T 细胞，主要功能是经历发育和选择过程。阳性选择确保 T 细胞能够识别自身 MHC 分子，而阴性选择则淘汰那些对自身抗原有高亲和力的 T 细胞，从而防止自身免疫反应。胸腺是 T 细胞成熟和获得自我耐受性的主要场所。

案例二

1. 标记 A 与标记 B 都是中央动脉，两者切面不同，所以形状不同，但管壁结构都属于微动脉，且位于脾白髓中；标记 C 与标记 D 都是脾窦，两者大小不同，但窦壁结构相同，并都位于脾红髓中。

脾的中央动脉和脾血窦是脾微循环系统中的两个重要结构，在脾的血液过滤和免疫应答中起着关键作用。中央动脉位于脾小梁中，是脾动脉的分支，在白髓中被淋巴组织包围，形成动脉周围淋巴鞘。中央动脉的血液主要供应白髓和边缘区。

脾血窦位于红髓中，是静脉窦，由内皮细胞和基底膜组成，内皮细胞之间有间隙，允许血细胞通过。脾血窦是血液过滤的主要场所，负责清除老化或异常的红细胞。

血液在脾内流动时，先经过中央动脉，再进入脾血窦。具体路径为：血液从中央动脉流出后，进入白髓和边缘区；随后，血液通过边缘区的毛细血管进入红髓；在红髓中，血液进入脾血窦，经过过滤后汇入脾静脉。

2. 标记 C 脾血窦是脾红髓中的重要结构，是一种由长杆状内皮细胞围成的扩大毛细血管。

脾血窦的内皮细胞呈长条形，排列成栅栏状，其间具有较宽的间隙（0.5 ~ 2.5 μm），允许血细胞通过。内皮细胞底面有基底膜，但基底膜不连续，形成网状结构，为血细胞提供了更大的通过空间。窦腔是血液流动的通道，与脾索相连，形成开放的循环系统，血液通过内皮细胞间隙进入窦腔。

脾血窦是脾过滤血液的主要场所。血液从脾索通过内皮细胞间隙进入脾血窦，只有健康、变形能力强的红细胞能够通过，而老化、变形或异常的红细胞（如球形红细胞）无法通过间隙，被巨噬细胞捕获并清除。

3. 标记 D 脾血窦的窦腔内主要包含红细胞、白细胞、巨噬细胞、血小板等细胞，这些细胞在脾的血液过滤、免疫监视、血细胞储存和修复等功能中发挥重要作用。红细胞是窦腔内最主要的细胞类型。红细胞在脾血窦中被过滤，老化或异常的红细胞被巨噬细胞清除，部分红细胞在脾血窦中进一步成熟或修复。巨噬细胞是窦腔内的关键细胞，负责清除老化、损伤或异常的红细胞，捕获和清除血液中的病原体（如细菌、病毒）和异物，参与抗原呈递，启动免疫应答。脾血窦还可以储存部分血小板，出血或应激状态时，血小板从脾血窦释放进入循环，参与凝血和止血。

标记 C 也是脾血窦，图中该结构的腔内几乎没有细胞，是由于制作切片时，腔内细胞未能保留，故图中无法看到。图中还可看到较多脾血窦及其腔内的红细胞、白细胞等。

案例三

1. 淋巴液是淋巴系统的重要组成部分，在维持机体体液平衡、免疫防御和营养物质运输中起着关键作用。淋巴液在体内由淋巴管运输，并不断循环。患儿先天性淋巴管发育不良，造成体液蓄积于双下肢，表现为水肿。

淋巴液主要来源于组织间隙的组织液，而组织液是血液通过毛细血管壁滤出到组织间隙的液体，含有水、电解质、营养物质和代谢废物。大部分组织液在毛细血管的静脉端被重吸收回血液，剩余的组织液（约 10%）进入毛细淋巴管，形成淋巴液。淋巴系统通过回收组织液，防止组织间隙液体过多积聚产生水肿。当淋巴回流受阻时，如淋巴管损伤或淋巴结肿大，可导致淋巴水肿。

2. 先天性淋巴水肿主要是淋巴管发育异常或功能障碍导致的淋巴液回流受阻，从而引起组织间隙液体积聚和水肿，但这种疾病不直接影响淋巴结。

先天性淋巴水肿的主要病因是淋巴管的结构或功能异常，如淋巴管数量减少（发育不全）、淋巴管扩张或瓣膜功能障碍、淋巴管阻塞（如纤维化或先天性狭窄）等，这些异常主要影响淋巴液的运输，而淋巴结本身的结构和功能保持正常。

淋巴结是免疫器官，主要功能是过滤淋巴液、捕获病原体和启动免疫应答。淋巴结通过输入淋巴管接收淋巴液，并通过输出淋巴管将过滤后的淋巴液送回循环系统，即使淋巴管发育异常，淋巴结仍然可以正常接收和过滤淋巴液，除非淋巴管完全阻塞或缺失。淋巴结还具有强大的代偿能力，如果某一区域的淋巴管发育不全，邻近区域的淋巴管和淋巴结可通过侧支循环代偿，减少对淋巴结功能的影响。但反复感染或长期淋巴水肿时，依然可影响淋巴结。本例中患者无感染现象，淋巴结结构无异常，因而可排除对淋巴结的影响。

3. 患儿淋巴管管壁上的内皮细胞异常导致先天性淋巴水肿。

淋巴管内皮细胞是构成淋巴管管壁的主要细胞类型，负责维持淋巴管的通透性和收缩功能。先天性淋巴水肿中，内皮细胞可能因 *FLT4/VEGFR3*、*FOXC2* 等基因发生突变，导致淋巴管形成不全或结构异常，影响淋巴管的生成和重塑，导致淋巴管数量减少、瓣膜发育不全、管腔狭窄或扩张，从而影响淋巴液的正常回流。

血管的内皮细胞不受这些突变的影响，因为血管和淋巴管的内皮细胞在发育和功能上具有不同的分子调控机制。

案例四

1. 当胸腺发育不全时，主要受影响的是 T 细胞的数量和功能。

胸腺发育不良直接影响 T 细胞的输出。T 细胞的成熟依赖胸腺环境，T 细胞前体从骨髓迁移到胸腺，在胸腺里完成一系列复杂的发育过程，包括基因重排以产生多样化的 T 细胞受体，以及阳性选择和阴性选择，以确保这些 T 细胞能有效但又不过度响应自身与非自身抗原。如果胸腺没有正确发育或体积显著减小，那么这个过程就会受到严重影响，导致外周血中的 T 细胞数量显著减少。

相比之下，B 细胞虽然不受胸腺直接影响，但由于 T 细胞对于有效的抗体反应至关重要，它们的功能也可能间接受到影响。

2. 先天性胸腺发育不全时，不仅影响胸腺的正常发育，而且影响其他多个系统，表现出多种症状。

患儿发生呼吸困难可能是由于免疫缺陷，T 细胞数量减少而发生的呼吸道感染，已排除患儿患有先天性心脏病。

患儿发生肌无力的原因可能是发生了低钙血症合并营养吸收不良。先天性胸腺发育不全常伴随着甲状旁腺发育不良或缺失，导致甲状旁腺激素分泌不足，进而引起低钙血症。低钙血症可导致神经肌肉兴奋性增加，表现为手足搐搦、肌肉痉挛等症状，严重时也可能影响全身肌肉的功能，包括呼吸肌，造成肌无力的感觉。患儿还可能会有消化系统的异常，导致营养吸收不良，进一步影响肌肉力量和发展。

3. 先天性胸腺发育不全时，骨髓移植或造血干细胞移植可作为一种治疗选择。移植骨髓能够提供健康的造血干细胞，这些细胞可分化为包括 T 细胞在内的各种血细胞类型，重建患者的免疫系统，这有助于恢复患者的免疫功能。但即使移植成功，如果患者的胸腺本身发育不良或者缺失，新产生的 T 细胞前体仍然难以正常成熟，限制移植的效果。

对于胸腺发育不全的治疗，优先考虑其他替代疗法，如胸腺移植、免疫球蛋白替代疗法。

第12章 消化管

消化管是从口腔到肛门的连续性管道，包括口腔、咽、食管、胃、小肠和大肠，其基本结构由黏膜层、黏膜下层、肌层和外膜组成。黏膜层是消化管的最内层，由上皮、固有层和黏膜肌层构成。上皮类型因部位而异，口腔和食管为复层扁平上皮，胃和肠为单层柱状上皮，具有保护和吸收功能。固有层富含血管、淋巴管和腺体，参与营养吸收和免疫防御。黏膜肌层为薄层平滑肌，调节黏膜运动。黏膜下层由疏松结缔组织构成，内含血管、淋巴管和黏膜下神经丛，食管和十二指肠的黏膜下层还含有腺体。肌层通常由内环行和外纵行两层平滑肌组成，通过收缩推动食物下行。外膜在腹腔内为浆膜，由间皮和结缔组织构成，提供润滑和保护；在食管和直肠下部为纤维膜，直接与周围组织相连。胃的黏膜层形成胃小凹和胃腺，主细胞分泌胃蛋白酶原，壁细胞分泌盐酸，颈黏液细胞分泌黏液。小肠的黏膜层形成环状皱襞、绒毛和微绒毛，显著增加吸收面积，肠腺分泌消化酶和黏液，帕内特细胞分泌抗菌肽。大肠的黏膜层无绒毛，富含杯状细胞，分泌黏液润滑粪便。

消化管的发生始于胚胎早期的原肠形成。原肠由内胚层卷曲而成，分为前肠、中肠和后肠三个部分，分别发育为消化管的不同区段和相关器官。前肠发育为咽、食管、胃、十二指肠近端以及肝、胆囊和胰腺，中肠发育为十二指肠远端至横结肠右 2/3，后肠发育为横结肠左 1/3 至肛管上段。消化管的发育过程包括管腔的形成、上皮的分化和器官的特化。消化管壁的分层结构由内胚层和中胚层共同参与形成，内胚层分化为黏膜上皮和腺体，中胚层分化为结缔组织、肌层和外膜。消化管的发生异常可导致多种先天畸形，如食管闭锁、先天性肥厚性幽门狭窄、肠旋转不良和先天性巨结肠等。

本章案例的学习目标：

1. 辨识与记忆消化管主要器官的组织学结构形态、位置和毗邻关系。
2. 识别与记忆人胚胎早期消化管发生相关结构的形态、位置和毗邻关系。
3. 解释消化管消化食物和自我保护平衡的结构机制。

案例一

消化管是一个从口腔延伸到肛门的连续管道系统。以下 HE 染色图片来自不同部位的消化管，既有结构相似性，也有明显的结构差异，从而执行不同功能。下列 4 幅图均为消化管（图 12–1），主要显示黏膜。

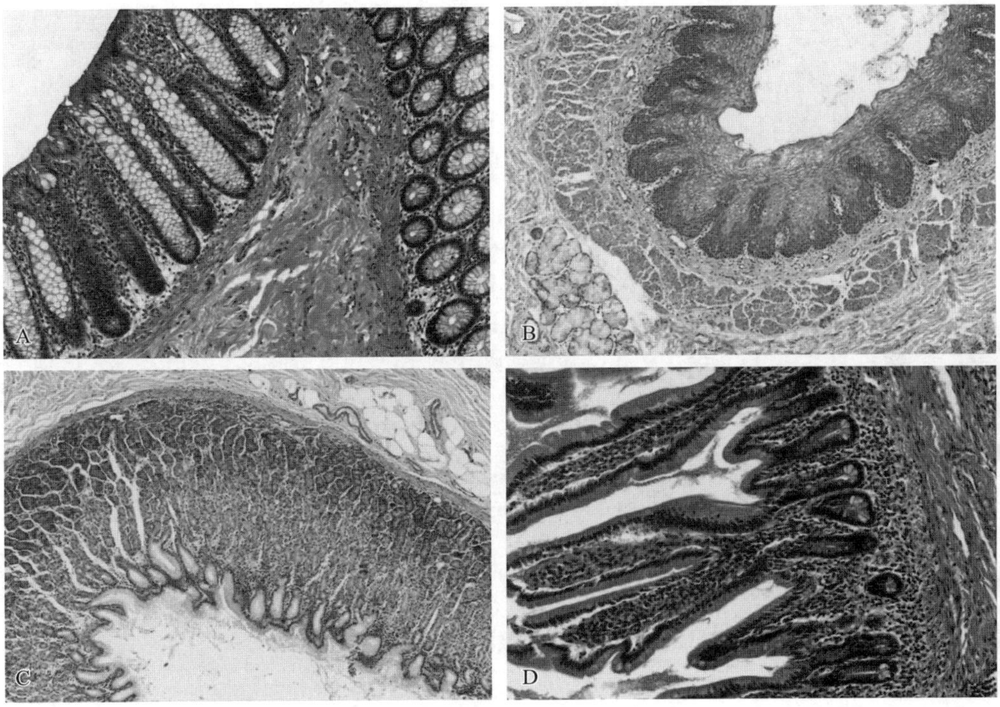

图 12–1　消化管各段器官的镜下图

观察图中结构，小组讨论并回答以下问题：

1. 辨识这 4 种黏膜所属消化管并写出其名称，图中哪些结构特点是这一段消化管的明显特征？

2. 辨识图 A、B、C、D 中黏膜上皮的类型。

3. 消化管中都有腺体分布，但各段消化管腺体的位置、结构与功能不同。辨识图 A、B、C、D 中的腺体，讨论各段腺体的位置和特征。

4. 如果将 4 幅图进行排序或分类，有哪些可能？

案例二

消化管管壁内有一些特征性的细胞，其在各段消化管管壁内功能不同。图 A—E 来自消化管的不同段（HE 染色）（图 12–2）。

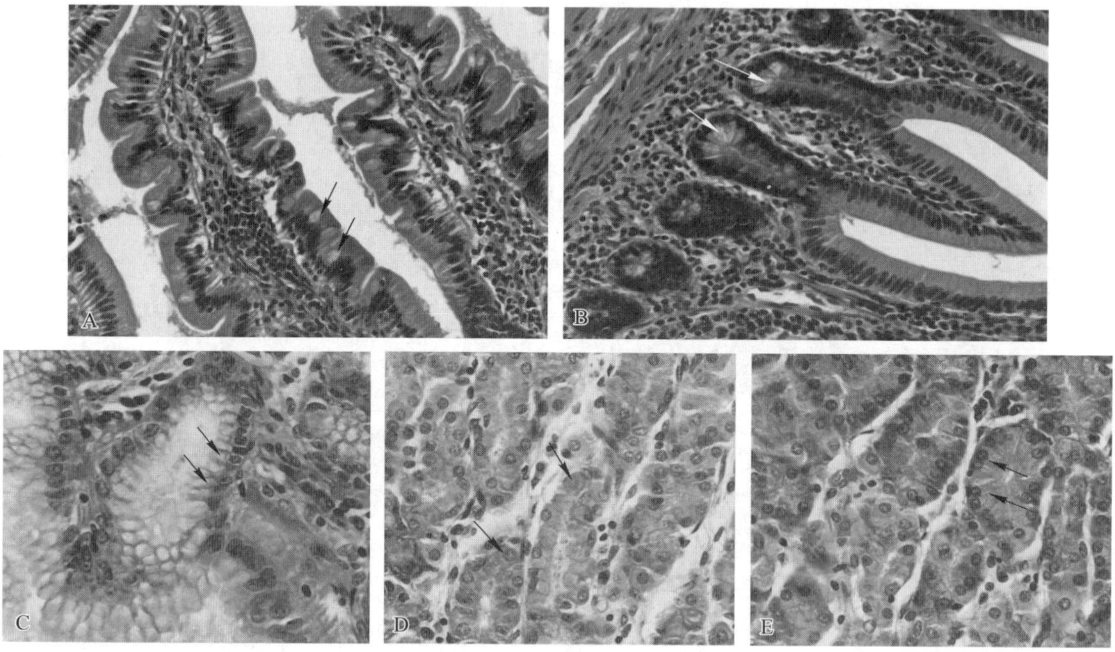

图 12–2　消化管管壁的黏膜及其中的细胞

观察图片中箭头所示细胞结构，并回答以下问题：

1. 辨识图 A—E 中的箭头所示细胞，哪些特征是辨识的依据？
2. 讨论这些细胞在各段消化管的分布及位置。
3. 观察这些细胞的主要结构特点，它们的功能分别是什么？

案例三

一名 39 岁孕妇孕 32 周时发生早产。孕 16 周时发现羊水过多，羊膜穿刺术显示胎儿患有 21- 三体综合征。该早产儿出生后几小时内开始呕吐，呕吐物为胃内容物，含胆汁，伴腹胀，无排便、排气。家长未予特殊处理，症状持续不缓解，遂来医院就诊。

腹部检查：腹胀明显，可见肠型，腹壁静脉显露，肠鸣音减弱。

腹部 X 线片：显示胃和十二指肠上部有气体，但未观察到其他肠道内有气体，提示十二指肠梗阻。

诊断为先天性十二指肠闭锁。

根据案例资料，小组讨论并回答以下问题：

1. 先天性十二指肠闭锁常发生于哪个部位？
2. 先天性十二指肠闭锁的胚胎学基础是什么？
3. 是什么导致了婴儿上腹部膨胀？
4. 患儿发生十二指肠闭锁是否与已诊断的 21- 三体综合征有关联？
5. 本例中发生羊水过多的胚胎学基础是什么？

案例四

一名新生儿的脐带未能正常愈合。家长发现患儿脐部有粪便样物质排出，伴有异味，无发热、呕吐、腹胀等不适。家长未予特殊处理，症状持续存在，遂来医院就诊。

患儿脐带外观红肿，脐带未脱落，并且剪断端口处一直有渗出物，伴有异味。医生怀疑脐带内有窦道存在，继而进行消化道造影，将造影剂注入脐带后，发现其中有一条窦道存在。

一周后，患儿窦道被切除，手术过程中发现窦道的远端开口于回肠壁。

联系消化管发生的过程，小组讨论并回答以下问题：

1. 患儿脐带内有窦道在胚胎时的发育过程是什么？
2. 这种窦道与回肠憩室有什么关系？
3. 患儿的这种出生缺陷名称是什么？

案例五

一名女婴出生后，家长发现患儿无肛门排便，但阴道有粪便样物质排出，伴有异味，无发热、呕吐、腹胀等不适。母乳喂养，小便正常。

就诊后医生检查发现该患儿肛门闭锁，无肛门开口。阴道口有粪便样物质排出，伴有异味，后壁上有一个窦道的开口。腹平软，未触及包块，肠鸣音正常。

窦道造影：向窦道开口内注射造影剂后发现，开口与内部一个瘘管直接相连，瘘管通向直肠。

联系消化管发生的过程，小组讨论并回答以下问题：

1. 这个瘘管可能与下消化道的哪一部分相连?
2. 这种先天性出生缺陷的名称是什么?
3. 这种先天性出生缺陷在胚胎时的发育过程是什么?

案例六

一名新生儿中央脐部区域出现一个明显的肿块，直径为 3～5 cm，呈椭圆形，表面光滑。膨出肿块表面覆盖着一层薄而透明的膜，透过膜可以清晰地看到内部肠管。轻微触碰后，患儿未剧烈哭闹。

患儿无呕吐、腹胀、呼吸困难等不适。母乳喂养，大小便正常。

腹部超声：提示脐部腹壁缺损，肠管膨出，膨出肠管未见明显缺血坏死。

联系消化管发生的过程，小组讨论并回答以下问题：

1. 这种先天性出生缺陷的名称是什么？
2. 覆盖肿块的膜由什么结构组成？
3. 肿块内包裹的结构可能是什么？
4. 这种先天性出生缺陷在胚胎时的发育过程是什么？

案例七

患儿，男，出生 3 h。主诉：出生后持续呕吐伴腹胀 3 h。

现病史：患儿系 G1P1，胎龄 39 周，自然分娩。出生体重 3 200 g，Apgar 评分为 1 min 9 分，5 min 10 分。出生后 1 h 开始出现呕吐，呈喷射状，呕吐物为胃内容物，含胆汁，量较多，共呕吐 3 次。伴有腹胀，进行性加重，无排气、排便。无发热、抽搐、呼吸困难等。

既往史：母亲孕期定期产检，无异常。否认家族遗传病史。

个人史：出生后即开奶，母乳喂养。

体格检查：一般情况示神志清，精神反应稍差，皮肤黏膜无黄染，前囟平软，颈软，双肺呼吸音清，心率 120 次 / 分，律齐，未闻及杂音。腹部检查示腹胀明显，腹壁静脉显露，未见胃肠型及蠕动波。腹肌紧张，全腹压痛，无反跳痛。肝脾触诊未触及，肠鸣音减弱。肛门指检示肛门位置正常，指套退出无染血。

辅助检查：腹部 X 线检查示胃中充满气体，十二指肠和近端空肠扩张，表现为多个液气平面，呈阶梯状排列，远端肠管无气体。腹部超声检查提示肠管扩张，肠壁增厚，肠腔内可见液性暗区。血常规检查示白细胞计数升高，中性粒细胞比例增高。电解质检查示血钾、血钠轻度降低。

初步诊断：新生儿小肠梗阻（考虑先天性肠旋转不良可能性大）。

联系消化管发生的过程，小组讨论并回答以下问题：

1. 患儿小肠的哪个部分可能发生了梗阻？这种梗阻可能是哪一种出生缺陷？
2. 患儿为何只排出了少量胎粪？
3. 如果手术治疗，发生这种出生缺陷的小肠具有什么样的外观？
4. 该状况的可能胚胎学基础是什么？

【问题解析】

案例一

1. 图A为大肠，图B为食管，图C为胃，图D为小肠。各图片中深染的带状结构为黏膜层，下方为黏膜下层，两者之间以黏膜肌层相隔。

图A左侧可见黏膜纵切面，其中有几条消化腺的纵切面，依据这些消化腺具有贯穿黏膜层、长而直的形状、含有大量椭圆形并浅染胞质的杯状细胞等特征，可以判断这段消化管来自大肠。图B中黏膜内可见未角化的复层扁平上皮，以及下方明显的黏膜肌层，可判断为食管。图C中黏膜内没有绒毛，消化腺数量多，形状多样，浅层细胞胞质浅染，与深层染色明显不同，可判断为胃。图D中绒毛发达，是典型的小肠特征，还可通过其他特征判断小肠的分段。

2. 这几段消化管中，图A、C、D的黏膜上皮均为单层柱状上皮，而图B食管的黏膜上皮为未角化的复层扁平上皮。

黏膜靠近管腔的位置分布着上皮，可依据细胞核的层数快速判断。只有一层长椭圆形细胞核的为单层柱状上皮，多层圆形与扁椭圆形细胞核的为复层扁平上皮。

（1）食管的黏膜上皮为复层扁平上皮，其表面细胞不断脱落，由基底层细胞增殖补充。食管下端的复层扁平上皮与胃贲门部的单层柱状上皮骤然相接，为上皮移行区，也是胃食管反流病、食管癌等疾病好发区。

（2）胃黏膜上皮为单层柱状上皮，主要由表面黏液细胞组成，细胞核椭圆形，位于基部，顶部胞质充满黏原颗粒，由于颗粒中的糖蛋白HE染色不易着色，在切片上着色浅淡以至透明。

（3）小肠是消化管消化吸收的主要部位，其管壁形成大量的皱襞和绒毛。小肠上皮也是单层柱状上皮，主要由吸收细胞、杯状细胞和内分泌细胞组成，吸收细胞游离面有纹状缘，杯状细胞分泌黏液；上皮和固有层突向肠腔形成绒毛，固有层含管状小肠腺。

（4）大肠黏膜无绒毛，上皮与小肠相似，但杯状细胞增多，分泌黏液。

3. 消化管各管道壁内均有腺体，其分布与结构各有特点。

图A大肠、图C胃和图D小肠的腺体均位于黏膜固有层内。而图B食管的黏液腺位于黏膜下层。

位于黏膜固有层的腺体，由上皮凹陷进入固有层内形成，呈分支管状或单管状，图A、C、D中可见椭圆形、短管状、长管状等多种形状腺体，与上皮直接相连，管状腺体与导管直接相连。腺体内既有直接分泌消化液、黏液的细胞，又有分泌胃肠激素的内分泌细胞、呈递抗原的免疫细胞，以及负责上皮细胞与腺细胞更新的干细胞等，具体细胞成分在各段消化管组成不同。

食管黏膜下层的腺体也来源于上皮，图B中食管腺位于左下角，由许多浅染的黏液性腺泡与较长的导管组成。食管腺无直接辅助消化的功能，可分泌黏液，通过导管运输至上皮表面，与咽入食管内的食物混合，减少对上皮的损伤，利于下行，并抵御胃酸反流对下段黏膜的侵蚀。

4. 排序的方式可以多样，如依据结构特征或功能特点等排序。

（1）按食物消化移行的顺序，依次为 B、C、D、A。

（2）按腺体的位置分类，A、C、D 腺体位于黏膜固有层，B 腺体位于黏膜下层。

（3）按是否有绒毛分类，A、B、C 黏膜中无绒毛，D黏膜中有绒毛。

视频 12-1　消化管的组织学结构

案例二

1. 图中为各段消化管的黏膜层，结合细胞形态特点和部位，判断如下：

图 A 为小肠的杯状细胞，依据细胞所在位置为黏膜上皮（一侧为管腔）与细胞质 HE 染色时呈椭圆形浅染进行判断。

图 B 为小肠的帕内特细胞（Paneth cell），依据细胞一侧为结缔组织、位于腺上皮、数个同类细胞聚集、胞质浅染等这几个特点进行判断。

图 C 为胃的表面黏液细胞，依据细胞呈柱状、单层排列、上皮只有一种细胞组成、胞质多而浅染、核位于基底部等特点进行判断。

图 D 为胃的壁细胞，依据细胞体积大、椭圆形或圆锥形、强嗜酸性胞质与大而圆的细胞核等特点进行判断。

图 E 为胃的主细胞，依据细胞位置靠近黏膜肌层（右上角长条状平滑肌纤维）、核圆且位于细胞基底部、胞质嗜碱性等特点进行判断。

2. 上述 5 种细胞在各段消化管的分布及位置各具特点。

图 A 中杯状细胞，分布于小肠与大肠的各段黏膜上皮中，从小肠到大肠杯状细胞逐渐增多，形成一层保护性的黏液层覆盖在肠道内壁上。食管和胃的上皮中没有杯状细胞，如果胃上皮中出现杯状细胞，为病理性的肠上皮化生。

图 B 中帕内特细胞，也称为潘氏细胞，位于小肠腺的基底部，是小肠上皮的特征性细胞，空肠中最多，十二指肠与回肠中也有分布。

图 C 中胃的表面黏液细胞，分布于胃黏膜表面的单层柱状上皮及胃小凹内。

图 D 中胃的壁细胞，位于胃底和胃体部的胃底腺中，该腺体位于黏膜固有层，壁细胞主要位于该管状腺的上段和中段。

图 E 中胃的主细胞，位于胃底和胃体部的胃底腺中，主要位于该管状腺的中段和下段。

3. 这些细胞的特征性组织学结构使细胞具备特定的功能。

图 A 中杯状细胞，HE 染色时胞质浅染，胞质中有合成的黏原颗粒，颗粒内黏蛋白成分具有较强的亲水性，在制片过程中容易被脱水剂萃取掉，导致胞质显得较为透明或染色很浅。黏蛋白分泌后，可润滑和保护上皮。

图 B 中帕内特细胞，胞质中也可见脱水剂作用后的浅染颗粒，这些颗粒分泌抗菌肽、溶菌酶和其他分子来保护肠道免受病原微生物的侵害，构成肠道先天免疫的第一道防线，并支持肠道干细胞微环境。

图 C 中胃表面黏液细胞，胞质中同样有大量的黏原颗粒，分泌碱性富含黏蛋白的黏液，覆盖于胃黏膜表面，形成一层保护性的黏液 – 碳酸氢盐屏障，防止胃酸和消化酶对胃壁自身的侵蚀。

图 D 中壁细胞，胞质中有发达的细胞内分泌小管与大量线粒体，呈现强嗜酸性，可分泌盐酸与内因子，前者用于降低胃内 pH、激活消化酶及提供抗菌保护，后者则是辅助维生素 B_{12} 到回肠吸收所必需的关键物质。

图 E 中主细胞，胞质有丰富的粗面内质网和高尔基复合体，呈现嗜碱性，合成与分泌胃蛋白酶原，在盐酸作用下激活成为有活性的胃蛋白酶，初步消化蛋白质。

视频 12-2 空肠与胃的组织学结构

案例三

1. 先天性十二指肠闭锁（congenital duodenal atresia）常发生于十二指肠的降部与水平部，可发生完全性闭锁，两断端完全分离，也可能存在薄膜而阻隔管道。

2. 先天性十二指肠闭锁是一种罕见的消化道发育异常。正常发育时，由前肠、中肠与后肠逐步分化，形成连续的消化管道，十二指肠起源于前肠与中肠交界处。胚胎发育第 4～6 周时，十二指肠的正常管道化过程受到干扰，可导致十二指肠某段闭锁或狭窄。

3. 十二指肠闭锁的存在，食物和消化液不能顺利通过十二指肠进入小肠的远端，导致胃和十二指肠近侧端显著扩张，积聚大量液体和气体。患儿表现出频繁的呕吐，尤其是含有胆汁的呕吐物，因胃内容物无法通过闭锁部位而被迫反流回胃。如果完全性闭锁靠近幽门，则呕吐物不含胆汁。

4. 先天性十二指肠闭锁与 21- 三体综合征有一定的关联。21- 三体综合征是一种由第 21 对染色体出现三条而不是正常的两条所引起的遗传性疾病。先天性十二指肠闭锁是 21- 三体综合征患者中较为常见的消化道畸形之一。

5. 本例中发生羊水过多，与胎儿患有先天性十二指肠闭锁直接相关。胎儿在子宫内会定期吞咽羊水，这是胎儿消化系统的一部分功能，并且对羊水量的调节至关重要。先天性十二指肠闭锁发生时，胎儿无法正常吞咽羊水，正常的羊水循环受到干扰，导致羊水量增加。

案例四

1. 患儿脐带内窦道是卵黄囊未正常闭合与退化造成的。

受精后不久，当胚胎仍处于囊胚阶段时，下胚层周缘的细胞向腹侧生长延伸，形成由单层扁平上皮细胞围成的另一个囊，即卵黄囊，为早期胚胎提供营养支持。

此时卵黄囊外的胚泡腔内出现由星状细胞和细胞外基质组成的胚外中胚层，充填于细胞滋养层和卵黄囊之间。继而胚外中胚层细胞间出现腔隙，腔隙逐渐汇合增大，在胚外中胚层内形成胚外体腔。随着胚外体腔的扩大，胚体仅由少部分胚外中胚层（体蒂）与滋养层直接相连，卵黄囊也同步缩小，被包裹于体蒂内，形成脐带。卵黄囊与原始消化管相连的部分相对狭窄，改称卵黄管。卵黄管于第 6 周闭锁，称卵黄蒂。卵黄囊逐渐完成退化。

如果脐带内的卵黄管未退化，在脐和肠之间残留一瘘管，称脐瘘（umbilical fistula）。腹内压增高时，粪便可通过瘘管从脐部溢出，所以也称为脐粪瘘。因而，根据该患儿的资料与症状分析，患儿患有先天性脐粪瘘。

2. 患儿的这种窦道与回肠憩室不同，但都属于卵黄囊退化不全，两者程度不同。

回肠憩室（ileal diverticulum）又称麦克尔憩室，是卵黄蒂近端未退化所致。表现为回肠壁上距回盲部 40 ~ 50 cm 处的囊状突起，其顶端可有纤维索与脐相连。因而，回肠憩室与脐粪瘘比较，发生于较晚时期，退化不全的程度也相对较低。

回肠憩室是最常见的先天性消化道异常之一，人群中发生率约为 2%，男性发病率比女性高 2 ~ 4 倍。大多数回肠憩室患者终身无症状，但有 4% ~ 6% 的病例会出现并发症。

3. 患儿所患疾病为先天性脐粪瘘（congenital fecal umbilical fistula），是一种罕见的先天性疾病。由于胚胎发育过程中卵黄管未能正常闭合所致。卵黄管在胎儿早期阶段连接着中肠和脐部，随着胎儿的成长，这条管道应在出生前完全闭合并消失。如果卵黄管未闭合，就会形成一个从脐到肠道的异常通道，使得粪便或肠液能够通过这个通道流出到肚脐处。

脐粪瘘的发病率相对较低，为 1/5 000 ~ 1/2 000 新生儿。对于脐粪瘘的纠正，手术治疗是常见的解决方案，切除未闭合的卵黄管，并修复相关的腹壁缺损。

案例五

1. 患儿瘘管与直肠的异常盲端相连。这种缺陷是尿直肠隔未能完全分离尿生殖窦的前部和后部而造成的。此例异常发育中，阴道下 1/3 是由尿生殖窦的前部形成的，因此它与由尿生殖窦后部形成的直肠直接相连。

2. 这种先天性出生缺陷为肛门闭锁伴随直肠阴道瘘。

3. 先天性肛门闭锁（congenital anal atresia），也称不通肛或无肛症，是一种常见的消化道先天性异常。

胚胎发育第 3 周末，原始消化管的末端（后肠）和泌尿生殖系统共同形成泄殖腔。此时，泄殖腔通过泄殖腔膜封闭与外界隔开。第 4 周时，泄殖腔开始分化为两部分：前部形成泌尿生殖窦，后部则形成直肠，两部分间由尿直肠隔分隔。胚胎第 7 ~ 8 周时，尿直肠隔上的尿生殖窦膜和肛膜破裂，肠管与体外相通，从而形成正常的肛门和直肠。如果肛膜未能正常破裂或者破裂不完全，则导致肛门闭锁或狭窄；如果尿直肠隔没有正确地将泌尿生殖窦与直肠分开，则导致直肠与其他泌尿生殖器官之间形成瘘管，如直肠阴道瘘、直肠尿道瘘等。

案例六

1. 这种先天性出生缺陷是脐膨出（omphalocele）。

2. 覆盖肿块的膜由腹膜和羊膜组成。

3. 膨出物由小肠袢组成。

4. 先天性脐膨出是一种腹壁发育缺陷，发生于胚胎发育的早期阶段，与胚胎体轴腹部区域的腹腔形成与闭合有关。第 3 ~ 4 周时，胚胎开始形成原始消化管，同时腹壁逐步形成。正常情况下，胚胎腹壁在特定的时间点完全闭合。闭合过程可能会出现异常，常见卵黄管退化异常，导致腹壁未能完全闭合，特别是脐带基部的位置，部分腹腔内容物（如肠、肝等）会通过未闭合的脐环突出到体外，并被一层由羊膜和腹膜组成的透明薄膜覆盖，这层膜的存在是先天性脐膨出的典型特征，也是与腹裂的重要区别点，腹裂没有这层膜覆盖。脐膨出常常伴随有其他系统或器官的异常，包括心脏缺陷、泌尿生殖系统异常及染色体异常等。

案例七

1. 回肠可能被阻塞，即患儿患有先天性回肠闭锁。先天性小肠闭锁最常涉及回肠，其次最常见受影响的区域是十二指肠，空肠最少受累。

2. 胎粪由肠腔内脱落的胎儿上皮和黏液形成，位于阻塞区域（闭锁段）的远端。

3. 手术中可能观察到：位于小肠近端与远端连接处的一个狭窄段，即闭锁的回肠。

4. 先天性回肠闭锁是一种新生儿消化管的严重出生缺陷，多见回肠完全或部分阻塞。新生儿通常会在出生后不久表现出症状，包括呕吐、腹胀、未能排出正常胎粪等。产前超声检查有时能够发现提示肠闭锁的迹象，如羊水过多、肠管扩张等。

胚胎发育第 4～6 周时，原始消化管开始分化和形成。此过程中，肠管经历一个中肠内部被细胞填充的“实心期”后，再通过“管腔化”过程重新形成管。先天性回肠闭锁的具体原因尚不明确，多认为是胎儿期内肠壁血液循环障碍导致，如肠套叠、穿孔、肠扭转等原因引起的局部缺血性损伤。当这些情况发生时，受影响区域的小肠段坏死并最终被吸收，留下一段没有开放通道的肠段，即形成闭锁。还有观点认为与家族遗传因素有关，如多发性肠闭锁多是一种常染色体隐性遗传病。

根据闭锁部位与程度可分为 5 类，包括膜式闭锁，肠腔内有一隔膜；两端为盲端，中间由纤维索带相连；两端分离无连接，伴有肠系膜“V”形缺损；伴有肠系膜上动脉缺如，远端小肠呈苹果皮样盘绕；多发性闭锁。

第13章 消化腺

消化腺是消化系统的重要组成部分，包括大消化腺（如唾液腺、胰腺和肝）和小消化腺（如胃腺和肠腺），其功能是分泌消化酶、黏液和其他物质，辅助食物的消化和吸收。

唾液腺分为腮腺、颌下腺和舌下腺，由腺泡和导管系统组成。腺泡由浆液性细胞和黏液性细胞构成，分别分泌稀薄的浆液和黏稠的黏液；导管系统包括闰管、纹状管和小叶间导管，负责分泌物的输送和修饰。

胰腺由外分泌部和内分泌部组成。外分泌部占大部分，由腺泡和导管系统构成，腺泡细胞分泌胰蛋白酶、胰脂肪酶和胰淀粉酶等消化酶，导管细胞分泌碳酸氢盐，中和胃酸；内分泌部为胰岛，散布于外分泌部中，由 A 细胞、B 细胞、D 细胞和 PP 细胞组成，分别分泌胰高血糖素、胰岛素、生长抑素和胰多肽，调节血糖水平。

肝是最大的消化腺，由肝小叶构成。肝小叶中央为中央静脉，周围有肝索和肝血窦。肝索由肝细胞排列而成，参与蛋白质、脂肪和糖类的代谢，合成胆汁和血浆蛋白，解毒和储存维生素；肝血窦内皮细胞有孔，便于物质交换，库普弗细胞位于血窦内，参与免疫防御。肝内胆管系统由胆小管、赫令管和小叶间胆管组成，输送胆汁至胆囊和十二指肠。

本章案例的学习目标：

1. 辨识与记忆消化腺主要器官的组织学结构形态、位置和毗邻关系。
2. 识别与记忆人胚早期消化腺发生相关结构的形态、位置和毗邻关系。
3. 解释胰腺和肝的分泌物与机体糖、脂代谢之间的关系。

案例一

胰腺是一个集外分泌组织和内分泌组织于一体的器官，需对两种组织结构有清楚的认识。以下是 4 幅胰腺不同放大倍数的组织学图片（图 13–1），其中 3 幅为 HE 染色，1 幅为免疫组织化学染色。

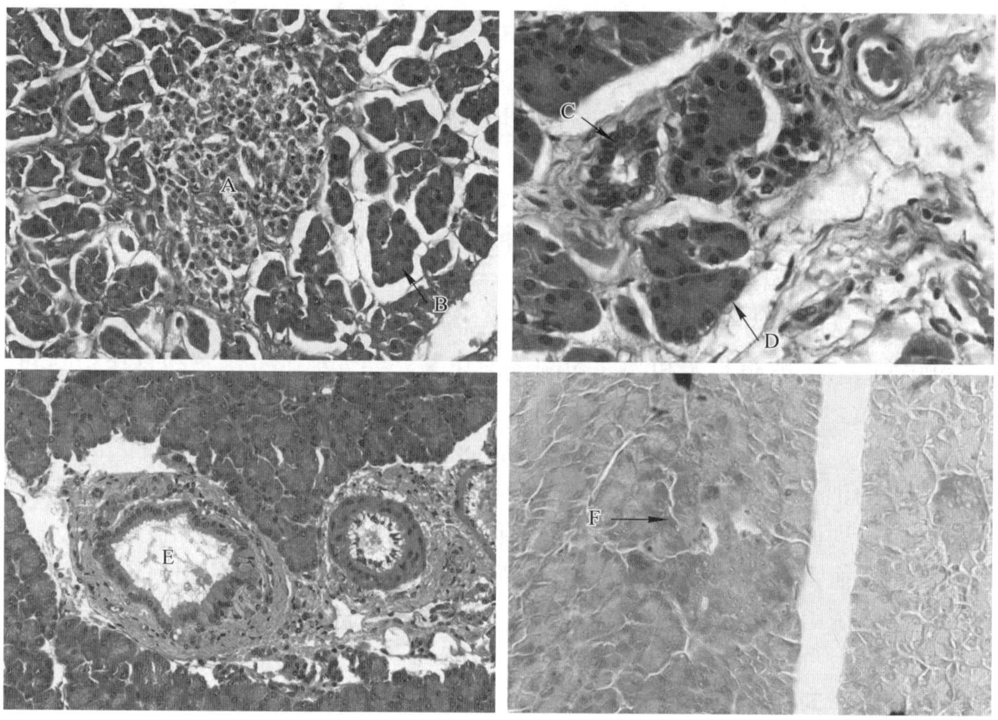

图 13–1　胰腺的镜下图

观察图中结构，小组讨论并回答以下问题：

1. 判断这 4 幅图中字母标记结构的名称。
2. 辨识这些结构哪些属于外分泌部，哪些属于内分泌部？
3. 讨论胰腺内分泌部中的细胞类型及其与疾病的关系。
4. 讨论胰腺内分泌部和外分泌部之间的关系。

案例二

观察 HE 染色的肝切片图和肝病变示意图（图 13–2）。

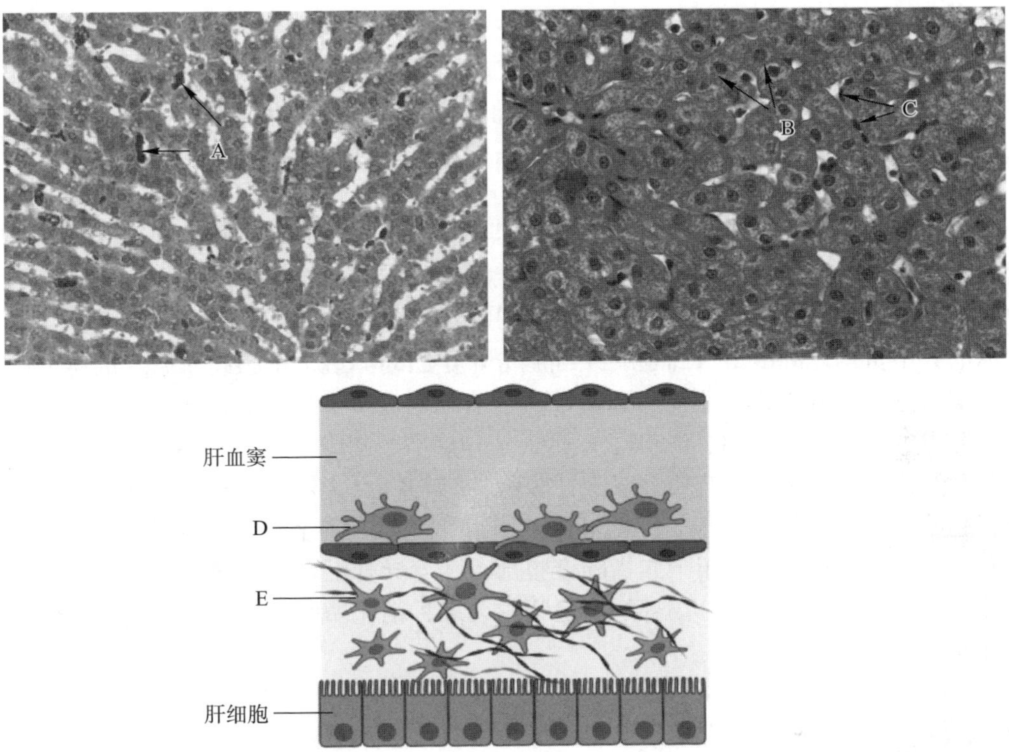

图 13–2　肝镜下图与病变示意图

明确图片中箭头所示细胞，小组讨论并回答以下问题：

1. 辨识图中标记 A—E 所示细胞名称。
2. 讨论这些细胞在肝实质中的位置及其形态特点。
3. 示意图中标记 E 所示细胞数量增多，结合周围细胞类型，讨论可能发生什么异常？

【问题解析】

案例一

1. 图中标记 A 为胰岛，标记 B 为浆液性腺泡。胰岛染色浅，呈团块状，散在分布，体积可大可小，图中的胰岛体积远大于一个腺泡；腺泡由浆液性腺细胞组成，故染色深，切面呈圆团状，大小相近。标记 C 的红圈内椭圆形结构即为浆液性腺泡，腺细胞的核位于基底部，核周围的胞质嗜碱性，核上方胞质嗜酸性，在腺泡中央可见 4 个核周胞质浅染的泡心细胞。

标记 D 为小叶内导管，标记 E 为小叶间导管。两者都是管道状结构，前者汇合后形成后者。因而小叶间导管的管壁为单层柱状上皮，周围结缔组织较多；小叶内导管的管壁为单层立方上皮，周围结缔组织少，由更小的闰管汇合而成。

标记 F 中黄褐色细胞为 A 细胞。A 细胞分布于胰岛周边，用胰高血糖素抗体进行免疫组织化学染色后显示 A 细胞胞质为强阳性，也清楚地显示了胰岛的轮廓。

2. 这些结构中，图中 B、C、D、E 属于外分泌部，图中 A、F 属于内分泌部。

（1）外分泌部的腺泡具有典型浆液性腺泡的结构特点，外周无肌上皮细胞。腺泡中央为导管起始部，胞质染色较浅，即泡心细胞。腺泡连接的导管依次为闰管、小叶内导管、小叶间导管和主胰管，开口于十二指肠壶腹部。随着导管汇合，导管上皮逐渐增高，周围的结缔组织也逐渐增多。外分泌部的分泌物内含多种消化酶原，进入十二指肠后被激活为有活性的消化酶。

（2）内分泌部又称胰岛，以胰尾部较多。胰岛散在于腺泡之间，细胞呈团索状分布，无导管，细胞间有丰富的有孔毛细血管，分泌物直接进入血液或以旁分泌的方式影响周边的细胞。HE 染色时，胰岛细胞着色浅，难以区分。免疫组织化学等特殊染色可区分胰岛内各种细胞。

3. 内分泌部也称为 Langerhans 岛，主要由 4 种细胞组成。A 细胞，也称 α 细胞，分布于胰岛周边，约占胰岛细胞总数的 20%，分泌胰高血糖素，促进肝糖原分解为葡萄糖，并刺激新葡萄糖的生成（糖异生）；B 细胞，也称 β 细胞，为胰岛的主要细胞，占 65% ~ 75%，分泌胰岛素，促进细胞对葡萄糖的摄取和利用；另外，还有数量较少的 D 细胞、PP 细胞等，可分别分泌生长抑素、胰多肽等调控激素。

胰岛内细胞异常导致的相关疾病，最常见的是糖尿病，包括免疫系统错误攻击并破坏胰岛 B 细胞导致的 1 型糖尿病与以胰岛素抵抗为主的 2 型糖尿病；胰岛细胞肿瘤较罕见，如胰岛素瘤，起源于胰岛 B 细胞，会导致过量的胰岛素分泌，进而引起低血糖症状。

4. 胰腺外分泌部的腺泡细胞与内分泌部的胰岛细胞之间没有明显结缔组织分隔，表明两者的组织液或代谢产物是互通的。胰岛 B 细胞分泌的胰岛素能促进腺泡细胞的蛋白合成与吸收葡萄糖的能力，支持其能量需求，刺激腺泡细胞生长和分化。

视频 13-1　胰腺的组织学结构

案例二

1. 图中为肝组织内的细胞组成和分布，结合细胞形态特点和位置，判断如下：标记A与D为肝巨噬细胞，标记B为肝细胞，标记C为肝血窦的内皮细胞，标记E为肝星状细胞（贮脂细胞）。

2. 上述细胞在肝小叶中主要分布于肝细胞周围，各具形态特点。

标记A与D为肝巨噬细胞，又称库普弗细胞，位于肝血窦中，是定居于组织内巨噬细胞中最大的细胞群体，人体有50%以上的巨噬细胞位于肝。肝巨噬细胞形态不规则，可从胞体伸出伪足附在内皮细胞上，或穿过内皮窗孔和细胞间隙伸入窦周隙内。肝巨噬细胞参与识别吞噬衰老红细胞，清除组织内细菌、异物，以及参与免疫识别和肿瘤监测。在肝炎症和脂肪肝脂质沉积时，其数量增多。

标记B为肝细胞，是肝小叶的主要功能细胞，成单行紧密排列，形成肝小叶的肝板（切面时称为肝索）。肝细胞体积较大，呈多面体形，细胞核大而圆，居中，双核细胞较多，可能与肝细胞长期保持活跃的功能活动与旺盛的物质更新有关。细胞质丰富，含内质网、线粒体等大量细胞器，胞质嗜酸性。肝细胞参与多种生物合成与代谢、糖原贮存和胆汁形成等功能。

标记C为肝血窦内皮细胞，形成窦状毛细血管，与肝细胞相邻。内皮细胞扁而薄，细胞间连接松散，细胞上有大小不一的孔，内皮外无基膜，因而肝血窦通透性大，有利于肝细胞与血液间的物质交换，血液中除乳糜微粒外，其他大部分物质可自由通过血窦壁。

标记E为肝星状细胞，又称贮脂细胞或Ito细胞，位于肝细胞与内皮细胞之间的狭长间隙中，该间隙称为窦周隙或Disse间隙，光镜下不易分辨。生理状态下，肝星状细胞贮存维生素A与脂滴；病理状态下细胞数量增多，与肝纤维化的发生密切相关。

3. 标记E肝星状细胞增多时，可能发生了肝纤维化。

图中可见窦周隙内的肝星状细胞体积变大，突起明显，其数量明显增加，同时窦周隙内的纤维与肝血窦内的巨噬细胞也增加，这些现象是肝纤维化发生时的局部变化。肝纤维化是一种病理过程，肝内的细胞外基质（ECM）成分过度沉积。这一过程继发于慢性损伤，如病毒感染、酒精滥用或自身免疫病等。当肝发生损伤时，肝星状细胞被激活转化为肌成纤维细胞样细胞，并增殖、产生大量ECM，如胶原纤维，导致纤维组织的形成与发展。此外，活化的肝星状细胞还分泌多种细胞因子和趋化因子，进一步促进炎症反应和纤维化进程。

在肝纤维化过程中，肝星状细胞与巨噬细胞互相作用，肝星状细胞调节巨噬细胞活性，巨噬细胞也可通过释放促纤维化细胞因子如转化生长因子β（TGF-β）、血小板衍生生长因子（PDGF）等调节肝星状细胞的活化，促进纤维化的发展。因而，肝纤维化时肝巨噬细胞数量也增多。

视频13-2　肝的组织学结构

第14章 呼吸系统

呼吸道包括鼻腔、咽、喉、气管、支气管和细支气管，其内壁主要由黏膜层、黏膜下层和外膜构成。黏膜层上皮多为假复层纤毛柱状上皮，具有纤毛和杯状细胞。纤毛通过规律摆动清除异物，杯状细胞分泌黏液以湿润和保护呼吸道。黏膜下层含有丰富的血管、淋巴管和混合腺体，外膜则由软骨和结缔组织组成，提供支撑和弹性。气管和主支气管的软骨呈 C 形，保持气道开放，而细支气管的软骨逐渐减少，平滑肌相对增多，调节气道直径。肺是呼吸系统的主要器官，由支气管树和肺泡组成。支气管树包括肺内支气管、细支气管、终末细支气管、呼吸性细支气管、肺泡管和肺泡囊，最终分支形成肺泡。肺泡是气体交换的场所，由单层扁平上皮细胞（Ⅰ型肺泡上皮细胞）和分泌表面活性物质的Ⅱ型肺泡上皮细胞构成。肺泡壁极薄，有利于气体扩散，周围包绕丰富的毛细血管网，形成气血屏障。此外，肺间质中的弹性纤维和巨噬细胞在维持肺结构和免疫功能中起重要作用。

呼吸系统发生于原始咽底的内胚层。在胚胎第 4 周，喉气管沟在咽底部形成，并逐渐向尾侧延伸，形成喉气管憩室，进一步分化为喉、气管、支气管和肺芽。肺芽在第 5 周开始分支，形成支气管树，最终发育为肺的各级支气管和肺泡。与此同时，周围的间充质分化为软骨、平滑肌和结缔组织，构成呼吸道和肺的支撑结构。肺泡的发育主要在胎儿期和出生后完成，分为假腺期、小管期、囊状期和肺泡期。在肺泡期，肺泡上皮分化为Ⅰ型和Ⅱ型肺泡上皮细胞。Ⅱ型肺泡上皮细胞分泌表面活性物质，降低肺泡表面张力，防止肺泡塌陷。呼吸系统的发育与血管系统的形成密切相关，肺动脉和肺静脉的分支伴随支气管树发育，最终形成肺泡周围的毛细血管网。

本章案例的学习目标：

1. 辨识与记忆呼吸系统主要器官的组织学结构形态、位置和毗邻关系。
2. 识别与记忆肺导气部、呼吸部等正常微细结构特点和相互结构关系。
3. 解释呼吸系统气血交换的结构及气体在肺内的运行途径。

案例一

左、右主支气管在肺内反复分支后与肺泡相连，其中各级分支结构相似又有差别。下图为不同放大倍数、HE 染色后的 6 种肺内支气管分支结构（图 14–1）。

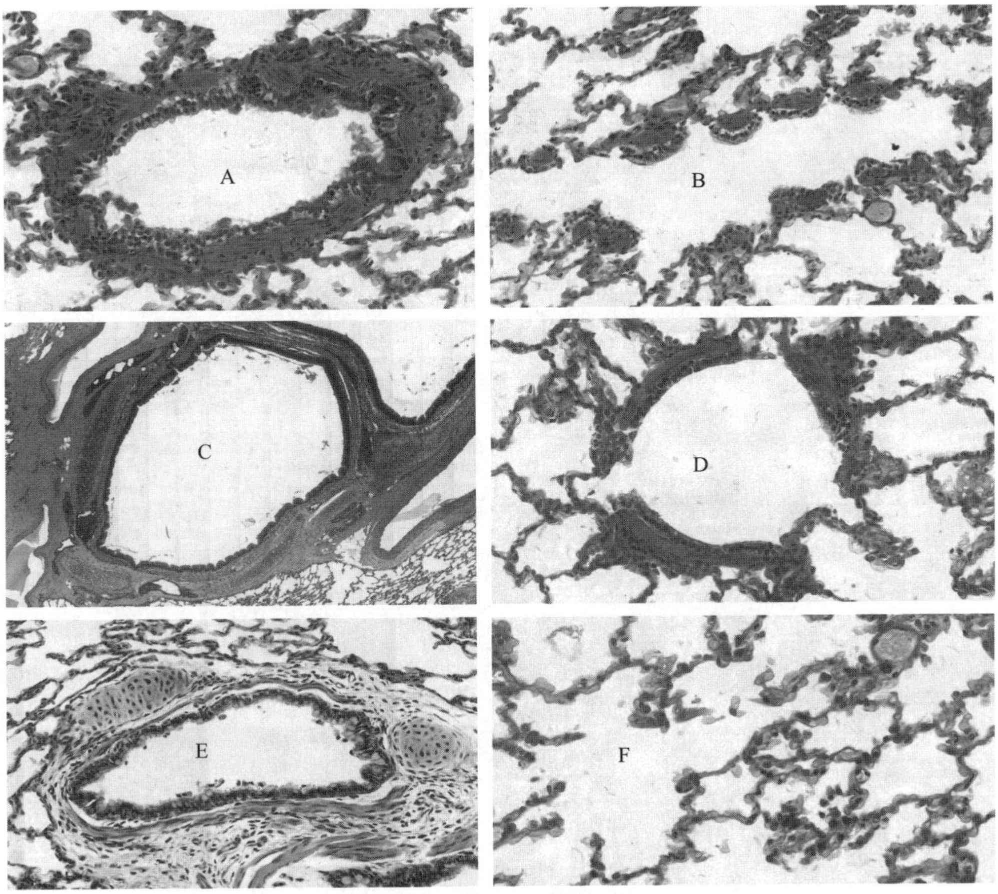

图 14–1　肺不同部位的镜下图

观察图中结构，小组讨论并回答以下问题：

1. 辨识图中 A—F 所标记结构的名称，讨论辨识的依据。
2. 这些结构哪些属于导气部？哪些属于呼吸部？
3. 讨论导气部与呼吸部结构的主要区别。
4. 讨论气体在这些结构内的走行路径。

案例二

肺内有血管和支气管两大类管状结构，它们结构相似，难以辨识。较大的支气管和血管管壁特征比较明显，容易辨认，而中等大小、直径类似的支气管和血管往往容易混淆。图 14–2 为 HE 染色的肺组织切片，显示肺组织内的血管与支气管。

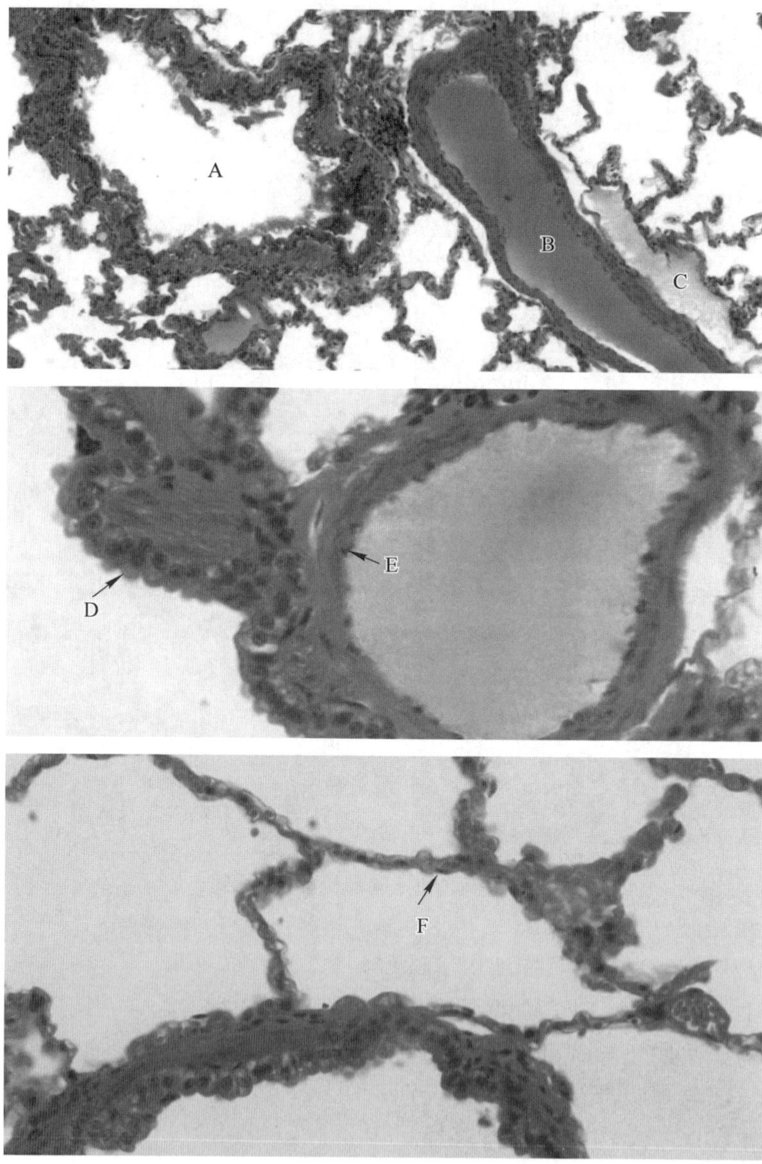

图 14–2　肺内不同支气管与血管镜下图

观察图中字母标记的结构，小组讨论并回答以下问题：

1. 辨识图中标记 A、B、C 所示管状结构的名称，讨论辨识的依据。

2. 辨识标记 D 与标记 E 哪一种是支气管分支？讨论标记 D 所指的细胞结构特点与功能。

3. 图中标记 F 所示结构有支气管与血管分支吗？这个结构有什么作用？

案例三

一名男性新生儿出生后，家长发现患儿口腔内唾液多。喂奶时出现明显进食困难，奶水从鼻孔或口腔反流出来，并伴有频繁咳嗽和呛咳，喂奶时更明显。患儿呼吸急促，伴有轻度呼吸窘迫症状，无发热、呕吐、腹胀等不适。

一般检查：神志清，精神反应稍差，皮肤黏膜无黄染，前囟平软，颈软，双肺呼吸音清，心率 130 次 / 分，律齐，未闻及杂音。

口腔检查：口腔内唾液多，未见明显畸形。

胸部检查：呼吸急促，呼吸频率 60 次 / 分，轻度三凹征，双肺呼吸音粗，未闻及明显干、湿啰音。

胸部 X 线片：胃管停留在食管上段，肺内呈现透亮区。

食管造影：经鼻腔插入细导管至食管上段，注入造影剂后显示食管上段盲端，造影剂无法进入胃内。

腹部超声：提示胃内无气体，肠管未见明显扩张。

联系呼吸系统发育过程，小组讨论并回答以下问题：

1. 患者可能存在哪种先天性出生缺陷？哪些检查方法可以确认诊断？
2. 讨论这些缺陷在胚胎发育时的形成过程。
3. 患儿为什么出现这些症状？

案例四

一名新生儿在出生后的数小时内开始出现呼吸急促、鼻翼扇动和吸气时胸骨下凹陷（三凹征），呼吸频率显著增加，超过 60 次 / 分，并出现青紫现象（发绀），特别是在喂养或轻微活动后更为明显。听诊时可听到细湿啰音或呼吸音减弱。

体格检查：体温正常，心率加快（> 160 次 / 分），呼吸急促且费力。皮肤可见轻至中度发绀，尤其是在四肢末端和口唇周围。动脉血气分析显示低氧血症（PaO_2 降低）、高碳酸血症（$PaCO_2$ 升高）及代谢性酸中毒。

结合检查结果，患儿被诊断为新生儿呼吸窘迫综合征。

根据案例资料，小组讨论并回答以下问题：

1. 患儿为什么出现这样的呼吸方式？
2. 新生儿呼吸窘迫综合征是什么原因引起的？
3. 目前临床上对新生儿呼吸窘迫综合征的治疗方法是什么？

【问题解析】

案例一

1. 图中标记 A 为终末细支气管，B 为肺泡管，C 为小支气管，D 为呼吸性细支气管，E 为细支气管，F 为肺泡囊。辨识结构的依据如下：

（1）小支气管的上皮为假复层纤毛柱状上皮，固有层出现平滑肌，气管腺已减少，以不规则的软骨片支撑管腔。标记 C 结构的管壁中可见几个嗜碱性的片状软骨，上皮较厚，管径大（管壁外的肺泡大小做参照），根据这些特征可以辨识为小支气管。

（2）小支气管进一步分支为细支气管和终末细支气管，其管径逐渐变小，上皮由假复层纤毛柱状上皮逐渐变为单层纤毛柱状上皮，气管腺和软骨片逐渐减少并消失，而固有层的平滑肌增多，形成完整环形。标记 E 的结构管壁较厚，可见 2 个较小的嗜碱性软骨片，染成粉红色的薄层平滑肌纤维呈环形走行，因而辨识为小支气管的下一级分支，即细支气管。标记 A 结构明显的环形平滑肌、单层上皮及更小的管径（肺泡大小做参照）可辨识为终末细支气管。

（3）从呼吸性细支气管开始，管壁结构变薄，并与肺泡相连，管壁上出现肺泡开口，切面上管壁不完整，见标记 D 结构，管壁上连接了 3 个向外突出的结构，即肺泡，因而辨识为呼吸性细支气管。随着向下继续分支，呼吸性细支气管管壁上的肺泡开口越来越多，而管壁长度越来越短，分支为肺泡管，见标记 B 结构，管壁上连接的肺泡已有多个，但管壁结构与管道的形状依然保持，因而辨识为肺泡管。肺泡管继续向下分支为肺泡囊和肺泡后，已无管道，仅由肺泡壁组成。标记 F 的结构可见多个薄壁肺泡，开口共同朝向中央，形成一个较大的囊，即肺泡囊。

2. 这些结构中标记 A 终末细支气管、标记 C 小支气管与标记 E细支气管，属于导气部；标记 B 肺泡管、标记 D 呼吸性细支气管、标记 F 肺泡囊，属于呼吸部。

3. 主支气管从肺门进入肺后，在肺内反复分支，形成叶支气管、段支气管、小支气管、细支气管、终末细支气管、呼吸性细支气管、肺泡管、肺泡囊和肺泡。其中从叶支气管到终末细支气管，其管壁由大到小，结构也在逐渐演变，但管壁均完整，并未与肺泡直接相连，这些结构为肺的导气部。自呼吸性细支气管以后结构同导气部比较，其管壁均不完整，与肺泡直接相连，具有气体交换功能，这些结构为肺的呼吸部。

4. 气体在这些结构内的走行路径如下：C 小支气管→ E 细支气管→ A 终末细支气管→ D 呼吸性细支气管→ B 肺泡管→ F 肺泡囊。

视频 14–1　肺的组织学结构

案例二

1. 标记 A 为细支气管，标记 B 为肺动脉的肺内分支，标记 C 肺静脉的肺内分支或淋巴管。

观察图中几个明显特征进行辨识。可先简单按照管腔内是否有血液进行区分，有血液者为血管，无血液者为支气管分支。而肺静脉分支管壁薄，肺动脉分支管壁厚，也容易区分。比较容易混淆的是支气管分支与肺动脉分支，特别是管壁厚度相近的结构。标记A与标记B两个结构都有环形平滑肌包绕，但标记A结构的上皮厚，细胞核呈圆形密集，胞质明显；而标记B结构最内侧的上皮细胞呈单层扁平状，即内皮，因而可依据上皮组织的特征予以准确辨识。

2. 标记D结构为支气管的分支：终末细支气管。标记D所指的细胞是克拉拉细胞（Clara cell），根据细胞为矮柱状、单层排列、游离面无纤毛、顶部呈拱形这些特征进行辨识。标记E为肺动脉的分支。

克拉拉细胞主要分布在终末细支气管、呼吸性细支气管和肺泡管的上皮中，能够分泌多种生物活性物质，包括表面活性物质蛋白、抗炎介质和抗氧化剂等，参与对外来化学物质的代谢解毒过程，保护肺部免受环境有害物质的损害。在肺损伤后，克拉拉细胞可分化成其他类型的呼吸道上皮细胞，从而促进受损区域的修复。血清中的细胞分泌蛋白（CCSP）水平可用作评估急性呼吸窘迫综合征等肺损伤的生物标志物。

3. 标记F所示结构为肺泡壁与肺泡隔相贴之处，其中箭头所指之处为毛细血管，左侧扁平细胞为Ⅰ型肺泡上皮细胞，因而此结构有肺泡与毛细血管，是支气管与血管的分支终末部位。

此结构中肺泡与毛细血管之间完成气体交换。当空气到达肺泡后，氧气和二氧化碳会根据各自在肺泡和血液中的分压差进行扩散。肺泡壁与毛细血管壁非常薄，气体可以快速穿过两者之间形成的气血屏障。屏障结构包括肺泡表面的表面活性物质、Ⅰ型肺泡上皮细胞及其基膜、毛细血管的基膜及内皮细胞。与此同时，心脏泵出的富含二氧化碳的脱氧血液流经肺部毛细血管网，其血液具有较高的二氧化碳分压和较低的氧分压，促进 CO_2 向肺泡扩散以及 O_2 向血液转移。气体交换过程发生得非常迅速，在约0.7 s的时间内，当血液流经肺毛细血管时，几乎所有的氧气都会从肺泡扩散到血液中，而大部分的二氧化碳则反向从血液扩散至肺泡准备呼出。如果肺泡与毛细血管之间的厚度增加，如发生炎症，气体交换效率则降低，引起缺氧等症状。

视频14-2　肺的支气管与血管结构比较

案例三

1. 无法将导管通过食管插入患儿的胃部，表明可能存在先天性食管闭锁（congenital esophageal atresia），这种缺陷常与气管食管瘘有关，需进一步检查确诊。采用X线或超声检查可显示闭锁，通过对近端食管囊肿滞留的鼻胃管进行成像，可以确认是否存在食管闭锁。如有必要，可以注入少量空气以显示图像。当存在某种类型的气管食管瘘时，也会有空气从食管和气管之间的连接处进入胃中。可采用放射线、内镜和手术相结合的方法来检测和切除气管食管瘘。

2. 在胚胎发育的第4～6周，原始消化道的前肠正在分化为食管和气管。在此期间，食管应该从气管中分离开来，并向尾端延伸形成连续的管道。如果在分离过程中出现错误，未能完全分离或正常延伸受阻，则可能导致食管的一部分未能正常开放（即食管闭锁），或者是在气管和食管之间形成一个异常通道（即气管食管瘘）。这种异常可能表现为几种不同的类型，根据食管闭锁的位置和是否存在瘘管及其位置而有所不同。

3. 胎儿期时，由于食管未连接或部分闭锁，羊水无法通过胎儿的胃肠道系统正常排出，表现为羊水过多。出生后新生儿会表现出喂养困难、唾液过多及频繁呛咳等症状，因进食时食物和唾液不能正常进入胃部，而是通过瘘管进入呼吸道，可引起呼吸问题。

案例四

1. 该患儿是早产儿，肺表面活性物质先天性不足。肺表面活性物质于妊娠约 35 周后大量合成与分泌。因此，早产儿的肺部尚未充分发育，不能合成与分泌足够的肺表面活性物质，使早产儿出生后难以维持正常的呼吸功能。新生儿呼吸窘迫综合征的新生儿出生后数小时内开始表现出呼吸急促、吸气性凹陷（肋间隙、胸骨下及剑突部位随吸气而明显下沉）、鼻翼扇动及发绀（皮肤和黏膜呈现蓝紫色）等症状。

2. 新生儿呼吸窘迫综合征（neonatal respiratory distress syndrome）主要发生在早产儿中，其发生与肺表面活性物质的缺乏密切相关。肺表面活性物质是由Ⅱ型肺泡上皮细胞合成和分泌的一种脂质－蛋白质混合物，降低肺泡表面张力，防止肺泡在呼气时塌陷，从而保持肺泡的稳定性并促进气体交换。

缺乏足够的肺表面活性物质，婴儿的肺泡容易在呼气时关闭或塌陷，导致气体交换困难，引起低氧血症（血液中的氧气水平过低）和高碳酸血症（血液中的二氧化碳水平过高）。严重时，可看到肺泡内形成一种玻璃样的膜状物，因而这种疾病曾被称为“透明膜病”。

3. 临床上，主要采用支持性护理（如辅助通气）及给予外源性肺表面活性物质替代疗法进行治疗。对有早产风险的孕妇使用糖皮质激素以加速胎儿肺成熟，减少新生儿呼吸窘迫综合征的发生率，降低其严重程度。

第15章 泌尿系统

肾是泌尿系统的核心器官，由皮质和髓质构成，其基本功能单位是肾单位（肾小体及其相关肾小管）。肾小体包括肾小球和肾小囊，肾小球由毛细血管袢和系膜细胞组成，外包绕肾小囊的脏层上皮（足细胞），共同构成滤过屏障。肾小管分为近端小管、细段和远端小管，近端小管具有丰富的微绒毛和线粒体，主要负责重吸收，远端小管则参与离子调节和酸碱平衡。集合管汇集多个肾单位的滤液，最终形成尿液。肾间质中的成纤维细胞和血管周细胞在维持肾结构和功能中起重要作用。输尿管、膀胱和尿道构成尿液的排泄通道，其管壁由黏膜层、肌层和外膜组成。黏膜层为变移上皮，适应尿液储存和排空时的体积变化；肌层由平滑肌构成，通过节律性收缩推动尿液流动；外膜为结缔组织，提供支撑和保护。

肾的发生经历前肾、中肾和后肾 3 个阶段，最终后肾发育为永久肾。后肾起源于生肾索和输尿管芽，输尿管芽向生肾索生长并反复分支，形成集合管、肾盂、肾盏和输尿管，而生肾索分化为肾单位（肾小体和肾小管）。膀胱和尿道的发生与尿生殖窦密切相关，尿生殖窦分为上部的膀胱部和下部的尿道部。膀胱部扩大形成膀胱，尿道部在男女性中分别发育为男性尿道和女性尿道。男性尿道还参与生殖系统的形成，与前列腺和阴茎的发育相关。泌尿系统发育异常可能导致先天性肾缺如、多囊肾或尿道下裂等。

本章案例的学习目标：

1. 认识泌尿系统主要器官的组织学结构形态、位置与毗邻关系。
2. 解释肾滤过产生原尿、重吸收产生终尿的结构基础。
3. 描述泌尿系统主要器官发生的过程，理解泌尿系统与生殖系统发生的关系。
4. 理解泌尿系统常见先天性发育异常的发生机制。

案例一

图 15–1 为肾组织 HE 染色切片图。

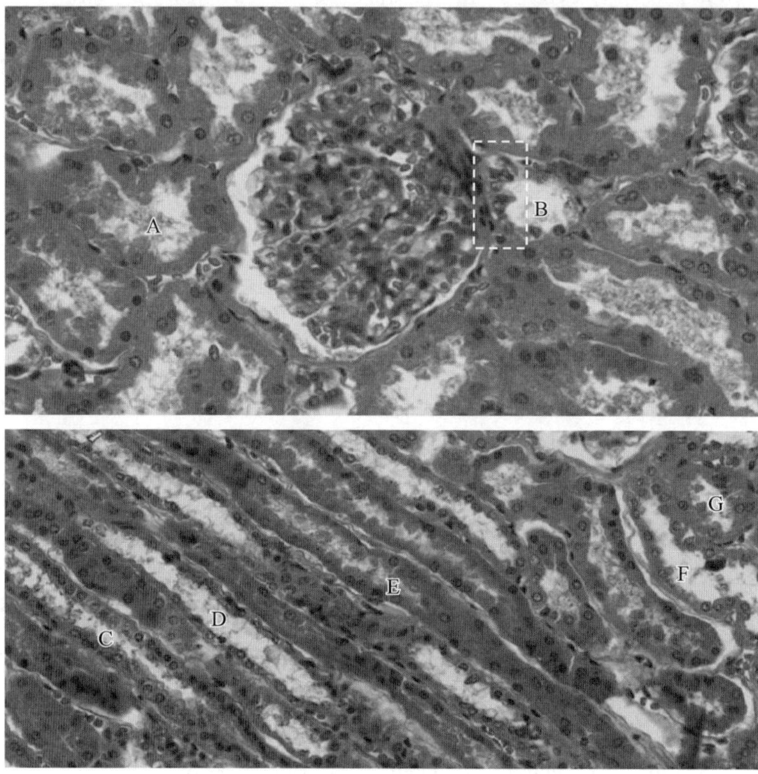

图 15–1　肾的镜下图

观察图中结构，小组讨论并回答以下问题：

1. 讨论两幅图中的结构位于肾皮质还是肾髓质？依据是什么？
2. 辨识图中标记为 A—G 的管道结构名称，讨论辨识结构的依据。
3. 如果按照尿液产生与流动的顺序排序，标记 A—G 的结构如何排序？
4. 上图长方框中的结构是什么？辨识的依据是什么？

案例二

观察肾小体局部结构的透射电镜图（图 15–2），图中 E 表示红细胞（erythrocyte）。

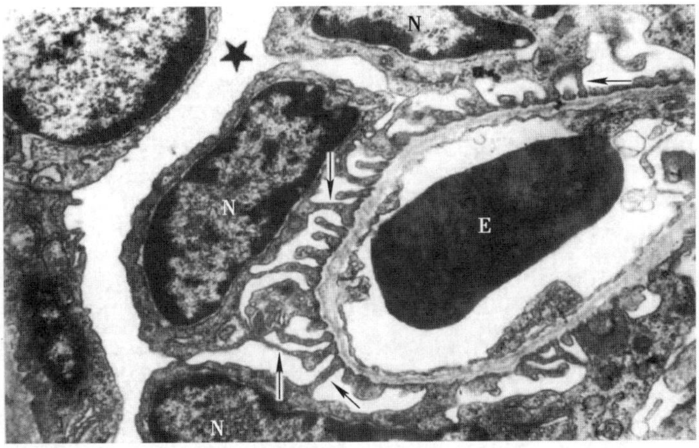

图 15–2　肾小体局部的电镜图

观察图中结构，小组讨论并回答以下问题：

1. 图中“N”表示的是何种细胞的细胞核？箭头和五角星两个符号分别标记什么结构？请在图中用连续曲线标出肾小球基底膜（glomerular basement membrane，GBM）。

2. 根据肾小球基底膜的位置及相邻细胞，讨论基底膜可能如何形成？并描述这一结构在原尿生成过程中的作用。

3. 抗肾小球基底膜病也被称为 Goodpasture 综合征，由美国病理学家 Goodpasture 于 1919 年首先报道，核心症状包括血尿、水肿、高热、咯血等。该病属于自身免疫病，若患者血清中检出 GBM 抗体，可明确诊断。请检索该疾病中自身抗原的分子成分，并指出该分子成分在肾小球基底膜中的具体分布。

4. Goodpasture 综合征患者伴随咯血症状，即肺内有出血现象，可能的机制是什么？还可能伴随其他器官的症状吗？

案例三

观察 HE 染色的不同放大倍数图片（图 15–3）。

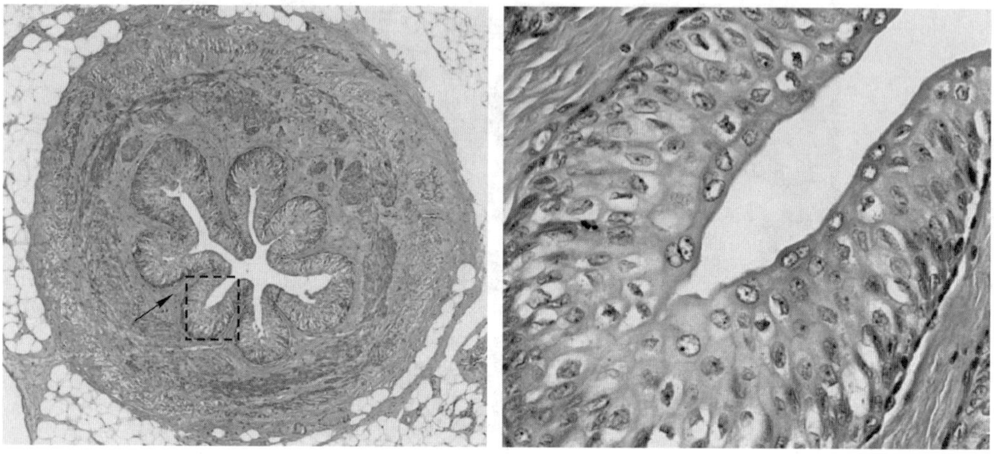

图 15–3　泌尿系统某器官的镜下图

观察图中结构，小组讨论并回答以下问题：

1. 图中显示的是哪个器官的横切面？依据是什么？
2. 图中箭头指示的是什么结构？是如何形成的？在哪些器官中也可以观察到？
3. 这一器官表面上皮的结构特点是什么？有何生理意义？

案例四

肾的早期发生始于胚胎期，经历前肾、中肾阶段，最终形成后肾。后肾发育为永久肾，涉及输尿管芽与生肾组织的相互作用，逐步形成肾单位及集合管系统。图 15–4 为肾发生的模式图，部分名称已标记。

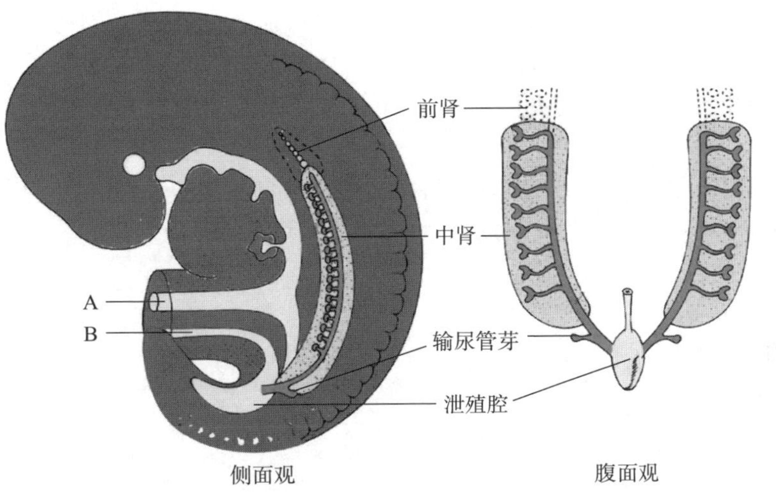

图 15–4 肾发生模式图

观察图中结构，小组讨论并回答以下问题：

1. 图中的结构有 2 处绘制的不准确，请指出这两处结构，并讨论应如何纠正。

2. 图中标记 A 与标记 B 的结构名称是什么？如果这两个结构发育异常，可能会发生哪些泌尿系统器官的先天性出生缺陷？

3. 胎儿出生之前，泌尿系统是否具有功能？有哪些方法可以检测胎儿的泌尿系统发育情况？

案例五

患儿，女，3 岁，由于持续漏尿由其父母陪同就诊。医生体格检查发现患儿阴道口有尿液流出。经造影显示：患儿左侧肾正常，但右侧肾有两个肾盂，并与两条输尿管连接，其中一条输尿管开口于膀胱，但另一条输尿管无法识别开口处。

全身麻醉后，小儿泌尿科医生在患儿阴道后壁发现一个小开口，从这个小孔插入一根细导管并注入造影剂后，显示阴道内开口是第二条输尿管的开口。

联系泌尿系统发生的过程，小组讨论并回答以下问题：

1. 患儿右侧肾有两个肾盂和两条输尿管，这种先天性发育异常经历了哪些胚胎发育过程？
2. 输尿管开口的发育过程中，其开口位置发生了哪些变化？
3. 患儿的尿液进入阴道，说明发育过程中发生了何种异常连接？

案例六

一位年轻男性患者受重伤后发生心搏骤停。经过心肺复苏后患者心跳恢复，但没有自主呼吸，采用呼吸机辅助呼吸后，脑电图仍未显示大脑活动迹象。两天后，患者家属同意患者已没有康复希望，并自愿捐献肾用于移植。

经股动脉插管及主动脉造影（对主动脉及其分支的放射成像）检查显示，患者右侧肾有一条肾动脉，而左侧有两条肾动脉，因而右肾可用于移植。左肾的两条肾动脉中，直径小的称为副肾动脉。

联系泌尿系统发生的过程，小组讨论并回答以下问题：

1. 副肾动脉是否常见？
2. 左侧两条肾动脉的胚胎学基础是什么？
3. 在哪些情况下，副肾动脉可能具有临床意义？

【问题解析】

案例一

1. 两幅图的结构都位于肾皮质。第一幅图中可见球形的肾小体结构，只有肾皮质中存在肾小体结构；第二幅图中显示两组因走行方向不同而切面形状不同的管道结构，分别为髓放线与皮质迷路，这些结构也位于肾皮质。

2. 根据管道切面形状、管壁结构特征进行辨识。标记 A 为近曲小管，标记 B 为远曲小管，标记 C 为集合管，标记 D 为远直小管，标记 E 为近直小管，标记 F 为远曲小管，标记 G 为近曲小管。

首先根据切面辨识，长而直、为纵切面的管道结构来自髓放线，肾小管的直部及集合管位于其中，而近圆形或近椭圆形、为横切面的管道结构来自皮质迷路，肾小管的曲部位于其中；其次，所有管道结构都由单层上皮构成，可根据上皮细胞的形状、胞质染色等特点进一步辨识。图中管壁细胞胞质嗜酸性最强，呈红色的管道为近端小管，其管壁也最厚，管腔面因刷状缘发达只能形成窄小的管腔，刷状缘的切面充填于管腔中，细胞核圆而大，间距较大，见标记 A、G 与 E 结构。远端小管无刷状缘，管壁最薄，管腔大，上皮细胞胞质染色浅，为弱嗜酸性，细胞核较小并略扁，见标记 B、D 与 F 结构。髓放线中的集合管管壁厚度中等，管腔大，管壁细胞因细胞器较少而染色浅，甚至可见清晰的细胞膜，细胞核呈圆形，排列较紧密，见标记 C 结构。

3. 按照尿液产生与流动的顺序排序，标记 A—G 结构的排序为 A（G）→ E → D → F（B）→ C。

尿液在肾内生成起始于肾小球滤过，产生的原尿进入肾小囊后流入近曲小管，完成重吸收；随后，原尿进入髓袢（包括近直小管、细段与远直小管），以调节水分和电解质平衡；再进入远曲小管进行选择性重吸收与分泌；最后，液体进入集合管，在抗利尿激素作用下进一步浓缩形成终尿，并汇集到肾盂，经输尿管送至膀胱等待排出体外。

4. 图中长方框中的结构为致密斑，参与构成球旁复合体。

致密斑是远曲小管起始部分的一种特殊结构。切片中观察，致密斑位于靠近肾小球血管极的一侧，远曲小管的上皮细胞从单层立方转变为单层柱状，并紧密排列形成一个椭圆形的区域，其细胞核深染，且多位于细胞顶部，细胞质颜色较淡，显示出与周围组织不同的外观，因此在显微镜下容易识别。

致密斑作为一种离子感受器，主要负责监测经过远曲小管滤液中的钠离子浓度变化。当血液流经肾时，如果血压下降或血容量减少，会导致通过肾小球滤过的钠离子量减少，到达致密斑处的钠离子浓度也随之降低，促使致密斑向邻近的球旁细胞发送信号，释放肾素进入血液循环，启动肾素 – 血管紧张素 – 醛固酮系统，调节血压和体内水电解质平衡，以升高血压或增加血容量。

视频 15-1 肾的组织学结构

案例二

1. “N”标记的是足细胞的核，箭头标记的是足细胞的足突，五角星标记的是肾小囊腔。

2. 肾小球基底膜是肾滤过屏障的重要组成部分。滤过屏障由毛细血管有孔内皮细胞、肾小球基底膜和足细胞裂孔膜这三部分构成，在原尿形成过程中发挥主要作用。

（1）血管球毛细血管内皮为有孔型，孔径 50 ~ 100 nm，多无隔膜，游离面有细胞衣并携带负电荷，位于基底膜内侧，图中可见内皮细胞核与薄层细胞质。图中的内皮细胞形态异常。

（2）肾小球基底膜也称血管球基膜，厚度为 240 ~ 350 nm，电镜下分为 3 层相贴的“三明治”样。内层与外层薄而稀疏，主要为层粘连蛋白和带负电荷的硫酸肝素等多糖成分；中层厚而致密，主要由Ⅳ型胶原蛋白形成网状结构。基底膜能阻止大分子及带负电荷的分子通过，是滤过屏障功能与原尿形成的核心结构。

（3）足细胞位于基底膜外侧，胞体大，有较多突起，末端突起之间有宽 20 ~ 40 nm 的滤过裂隙或裂孔，上覆 4 ~ 6 nm 厚的裂孔膜，是由足细胞形成的特化细胞连接形式。

肾小球基底膜的两侧分别是足细胞与毛细血管内皮细胞，两者都属于上皮细胞，在其基底面形成基膜中的基板成分。在胚胎发育过程中，相接触的内皮细胞与足细胞在基底面相贴，两者的基板结构融合形成肾小球基底膜，因此形成“内、外疏层夹中间致密层”的“三明治样”结构。

3. 目前研究认为，抗肾小球基底膜病中的自身抗原为Ⅳ型胶原蛋白，在肾小球基底膜中分布于中间致密层。血清免疫学检查中可检出的“抗肾小球基底膜抗体”，即为“抗Ⅳ型胶原蛋白抗体”。

抗肾小球基底膜病的发病机制被认为是在外界因素诱发下，Ⅳ型胶原 α3、α4、α5 链 NC1 区的四级结构发生改变，导致自身抗原暴露，诱导自身抗体形成，诱发后续自身免疫反应。在正常人血清中也存天然 GBM 抗体，但滴度和亲和力都极低。

4. 该病变主要累及基底膜，而含有Ⅳ型胶原的基底膜并不仅限于肾小球与肾小管，还包括肺泡毛细血管的基膜及其他组织的基膜，如脉络膜、角膜、视网膜、血管基底膜等处。该患者出现咯血，正是肺泡内基膜同样被累及的表现。

案例三

1. 图中显示的是泌尿系统中输尿管横切面。

主要判断依据是：①右侧局部放大图中显示了内表面的上皮，根据上皮的细胞层数及表层细胞的形态特点，辨识为变移上皮，这个特点是泌尿系统器官特有的上皮组织类型；②左侧器官横切面显示为管腔状器官，管壁中深粉色的环形结构为多层平滑肌肌纤维；③左图中管壁上有较多皱襞（箭头所指），其中无平滑肌分布。这些特点符合输尿管的组织学特征。

2. 图中箭头指示的突起结构是输尿管的皱襞。

输尿管组织结构中没有黏膜下层，皱襞由变移上皮与固有层构成的黏膜突起形成，膀胱壁的皱襞结构与其相同。皱襞还存在于输卵管、各段消化管、胆囊等器官中，由黏膜与黏膜下层共同突起形成，增加器官的表面积。

3. 输尿管内表面为变移上皮，由 4 ~ 5 层细胞组成。

变移上皮的特点是细胞形状和层数可随器官的收缩与扩张状态而变化。收缩时上皮变厚，细胞层数变多，细胞大，呈立方形；扩张时上皮变薄，细胞层数减少，细胞呈扁梭形。表层细胞称盖细胞，一个盖细胞可覆盖几个中间层细胞，其靠近游离面的胞质浓缩、嗜酸性较强，细胞间紧密连接发达，具有防止尿液侵蚀的作用。

案例四

1. 图中绘制不准确的结构为以下 2 处。

（1）两幅图中标记“输尿管芽”结构一侧都未绘制另一结构“生后肾原基”。正确绘制：输尿管芽的一侧，中肾嵴的下方，绘制呈帽状的生后肾原基。生后肾原基来自中肾嵴尾端的中胚层组织，输尿管芽生长的同时也诱导其分化，因而输尿管芽与生后肾原基同时发生，两者相连，并发育为后肾。

（2）右侧腹面观的图中，中肾中两侧多个横向、平行走行的小管为中肾小管，其一端为盲端，另一端与纵向走行的中肾管相连，图中肾小管的盲端朝向外侧，绘制错误。正确绘制：两侧的中肾小管盲端朝向内侧中轴线，盲端凹陷为双层杯状的肾小囊，内包从背主动脉分支而来的毛细血管，两者共同构成中肾的肾小体。

2. 图中标记 A 的结构为卵黄囊，标记 B 的结构为尿囊。

卵黄囊发育异常与泌尿系统器官发育无关。

尿囊发育异常将发生新生儿脐尿瘘（urachal fistula）。胎儿泄殖腔腹侧的尿生殖窦分化发育为膀胱，早期其顶端与尿囊相连，为脐尿管，后期将完全闭合并退化。如果脐尿管未退化、未完全闭合，将会残留一条瘘管，称脐尿瘘。胎儿出生后，尿液可从脐部漏出。如果脐尿管部分残留，可形成脐尿管囊肿。

3. 检测胎儿泌尿系统发育是否存在畸形通常依赖一系列的产前检查方法。

最为常用的是超声波检查，通过腹部、脊柱的各方向切面观察双肾的位置、大小、形态和结构，可以发现肾盂积水、肾囊肿、多囊肾病等；脐动脉与下腹部切面可评估膀胱的充盈状态和排空功能；监测羊水量的变化，如羊水过少可能发现严重肾盂积水或双侧肾缺失，羊水过多可能提示巨膀胱。复杂病例还可采用磁共振成像方法检查。

某些遗传疾病探查时，可采用介入性产前诊断方法，如羊膜腔穿刺术或绒毛取样术，结合染色体微阵列分析或者核型分析来寻找可能存在的基因变异。

案例五

1. 患儿患有先天性双输尿管和双肾盂，其发生与胚胎发育过程中的异常有关。

正常情况下，肾的形成始于胚胎发育的早期阶段，大约在第 4 周开始，经历前肾、中肾与后肾三个阶段。前两者很快退化，其中中肾部分形成中肾管，后肾（永久肾）是最终发育成为成人体内功能性肾的部分。后肾的发育始于胚胎发育的第 5 周左右，通过输尿管芽和生后肾组织的相互作用完成。

输尿管芽从中肾管分支出来，向尾侧生长并进入生后肾原基。生后肾原基是由间介中胚层分化而来的细胞团，这些细胞受输尿管芽分泌因子的影响，形成肾单位，即肾小球和肾小管。随着输尿管芽不断分支和发展，逐渐形成输尿管、肾盂、肾盏及集合管系统，并与肾小管连通。最初的输尿管芽将演变成输尿管本身，负责将尿液从肾运输到膀胱。

如果输尿管芽在发育过程中出现分支异常，则会发生先天性双输尿管和双肾盂。在胚胎发育期间，输尿管芽可能会过早地分裂或分支，导致一侧或两侧肾出现两个独立的集合系统，即双肾盂，每个集合系统通常伴有双输尿管，这种现象被称为重复肾或重复输尿管畸形。一些双肾盂或双输尿管患者没有任何症状，但对于有症状的患者，需进行手术治疗以纠正结构的问题。

先天性双输尿管和双肾盂可能单侧发生，也可能双侧发生，单侧较双侧者更为常见，且右侧比左侧多见 4 倍，女性患者比男性更常见。

2. 单侧发生的两条输尿管有可能都与膀胱连接，也有可能其中一条发生异位连接，开口于其他部位，如阴道、尿道等。输尿管最初开口于中肾管，后者开口于泄殖腔。随着输尿管的发育，输尿管开口以下的一段中肾管并入膀胱，两者开口分离。

3. 如果输尿管芽未能正确地与中肾管分离，而是持续与中肾管相连，则输尿管的开口将位于中肾管发育的生殖管道上，如女性患儿的阴道，可能导致泌尿系统的反流或者梗阻，进而引起感染或其他并发症。

案例六

1. 副肾动脉较为常见，约 25% 的肾与腹主动脉之间有两条或两条以上的肾动脉，但两条以上的肾动脉很罕见。副肾动脉可通过肾门或肾下极进入肾，常见于左侧肾。

2. 肾发育过程中，肾从盆腔“上升”到腹部，从腹主动脉依次分支，发育为胎儿期肾动脉。正常情况下，新血管发育时，下方原有的血管会退化。如果原有血管未退化，则发育为副肾动脉。副动脉出现的概率约是副静脉的 2 倍。

3. 副肾动脉的存在有时会产生症状。副肾动脉可跨越输尿管肾盂连接部，阻碍尿液流出，导致同侧肾盏和肾盂扩张（即肾积水），持续感染将损伤肾组织。辨识副肾动脉的发育异常，对于制订肾移植手术、肾切除术、肾结石或肾积水治疗方案等非常重要，有助于避免手术中并发症的发生，更好地规划治疗方案，以减少对患者健康的潜在风险。

第16章 男性生殖系统

男性生殖系统包括睾丸、生殖管道、附属腺体和外生殖器。睾丸是男性生殖系统的核心器官，由生精小管和间质组成。生精小管是精子发生的场所，管壁由生精上皮和支持细胞（Sertoli 细胞）构成，生精上皮包含精原细胞、初级精母细胞、次级精母细胞、精子细胞和精子，支持细胞为生精过程提供营养和支持。间质中的 Leydig 细胞分泌睾酮，调节精子发生和男性第二性征的发育。生殖管道包括直精小管、睾丸网、输出小管、附睾管、输精管和射精管，附睾管是精子成熟和储存的主要场所，其上皮具有吸收和分泌功能。输精管壁由黏膜层、肌层和外膜组成，肌层发达，通过节律性收缩推动精子运输。附属腺体包括精囊、前列腺和尿道球腺。精囊分泌富含果糖的液体，为精子提供能量；前列腺分泌碱性液体，中和阴道酸性环境；尿道球腺分泌黏液，润滑尿道。外生殖器包括阴茎和阴囊。阴茎由两个阴茎海绵体和一个尿道海绵体构成，海绵体中的血管腔隙在勃起时充血；阴囊皮肤富含汗腺和温度感受器，调节睾丸温度以维持正常生精功能。男性生殖系统的组织结构与其生殖和内分泌功能密切相关，精子的发生、成熟、储存和运输，以及雄性激素的分泌共同维持男性生殖健康和第二性征的发育。

生殖系统的发生始于原始生殖细胞的迁移和性腺原基的形成。性腺的发育受到性别决定基因 *SRY* 的调控，原始性腺分化为睾丸并下降，其中初级性索发育为睾丸索，进一步分化为生精小管，其末端相互连接形成睾丸网。间质细胞分泌睾酮，促进中肾管发育为附睾、输精管和精囊，生殖结节发育为阴茎和阴囊。男性生殖系统发育异常包括性腺发育不全、隐睾症、尿道下裂和两性畸形等。

本章案例的学习目标：

1. 辨识与记忆男性生殖系统主要器官的组织学结构形态、位置和毗邻关系。
2. 识别与记忆人胚早期生殖系统发生相关结构的形态与发育过程。
3. 解释男性生殖细胞的发育与排出过程，以及性激素的调控关系。
4. 应用生殖系统及其发生的知识解释常见疾病与先天性发育异常的发生过程或机制。

案例一

一位医学生在上课时采集到以下 4 幅图（图 16–1），由于这些图结构很相似，希望能够予以进一步讨论。

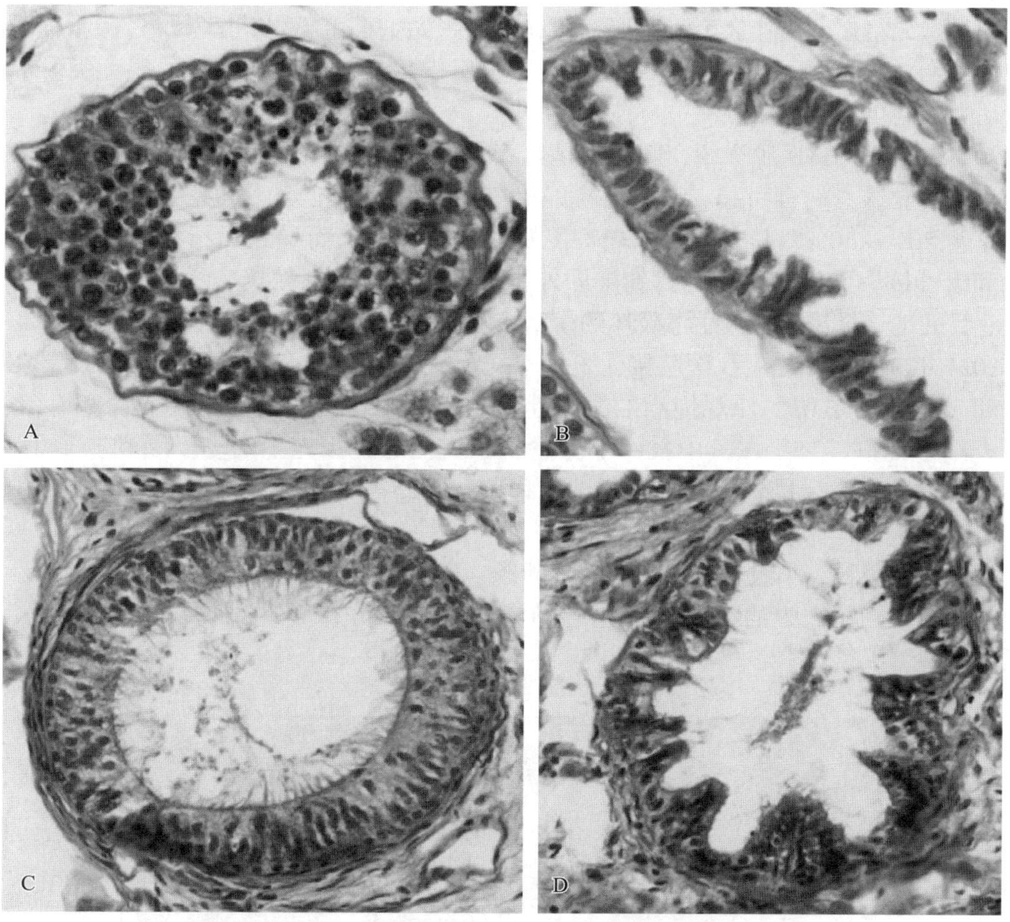

图 16–1　男性生殖系统两种器官的镜下图

观察这 4 幅图中的 4 种管道，小组讨论并回答以下问题：

1. 判断这 4 种管道所属器官的名称。
2. 辨识这 4 幅图中的管道名称。
3. 讨论这 4 幅图中管道上皮的特征，识别其中的细胞类型。
4. 如果排序或分类，有哪些可能？

案例二

2015 年 10 月，在正常备孕下，张先生夫妻顺利生育大宝。2021 年初，夫妻俩开始备孕二胎，但精心准备两年多都没有成功。2024 年 1 月，在当地医生建议下，张先生检查了精液，结果证明患上无精症。

如果是无精症，为什么第一胎那么顺利呢？张先生百思不得其解。经过医生提醒，他才想起，2016 年 3 月，自己曾有睾丸肿痛，去医院检查是腮腺炎引发的睾丸炎。治疗后症状消失，便再也没有在意。

对此，泌尿外科医师介绍，腮腺炎是儿童和青少年中常见的呼吸道传染病，成人中也有发病，由腮腺炎病毒引起。该病毒易侵犯睾丸，诱发睾丸炎，表现为睾丸肿大、胀痛，发病率为 20% ~ 30%，其中 10% ~ 30% 侵及双侧睾丸，从而导致无精症。这一情况令张先生和妻子欲哭无泪，夫妻俩找到泌尿外科刘教授看诊。刘教授表示，可以采用显微取精术有目的地选择局部未被病毒破坏的生精小管，获取生殖辅助技术备用的精子。

2024 年 3 月，张先生在医院接受了手术。主治医师在 18 倍显微镜下寻找到睾丸内管径较粗、颜色不透明、外观饱满的生精小管，取出后又在 400 倍显微镜下将生精小管拨开，细心提取，终于在其中找到了少量精子。同时，张先生的妻子顺利取了 10 个卵子，最后受精 3 个，接着顺利接受了试管移植。2025 年 2 月小宝顺利出生，夫妻俩如愿以偿。

根据案例资料，小组讨论并回答以下问题：

1. 标记图 16–2 中的结构，讨论各结构的功能，分析哪些结构可能与睾丸炎发生有关？

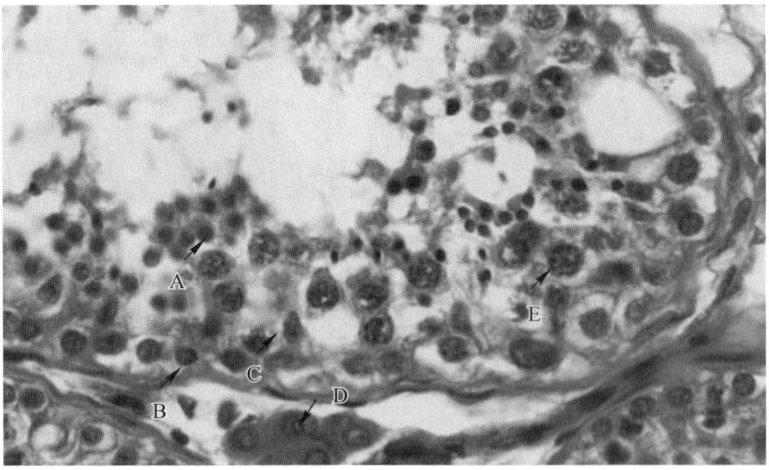

图 16–2　睾丸的镜下图

2. 张先生患腮腺炎后为什么会诱发睾丸炎？不同年龄阶段如何降低这种情况的发生？
3. 什么是无精症？其组织学结构可能特点是什么？患者被诊断为无精症，为什么主治医师依然采取显微取精的方法采到了少量精子？

4. 本案例中采取显微取精的方法，提高了取精率。根据睾丸的显微结构特点与主治医师的操作描述，分析采取这种方法的结构原理。

案例三

一名出生 3 天的男婴，足月顺产儿。出生时体重正常，无其他明显的出生缺陷。母亲孕期检查未见异常，无家族遗传病史。在更换尿布过程中，父母注意到婴儿尿流方向异常，表现为向前下方喷射而非垂直向下，遂来医院就诊。

外生殖器检查：尿道开口位置异常，位于阴茎腹侧靠近冠状沟处，阴茎向腹侧弯曲。阴茎头扁平，包皮分布不对称，背侧包皮堆积较多，腹侧包皮缺乏。其他生殖器官发育正常，睾丸已降至阴囊内。

根据案例资料，小组讨论并回答以下问题：

1. 这种先天性出生缺陷的名称是什么？
2. 异常尿道开口的胚胎学基础是什么？
3. 此类异常是否常见？讨论其病因。

【问题解析】

案例一

1. 图中图 A 与图 B 的结构位于睾丸内，图 C 与图 D 的结构位于附睾中。

2. 主要观察管壁的结构予以判断。

（1）4 种管道的名称：A 为生精小管，B 为直精小管，C 为附睾管，D 为输出小管。

（2）几种管道的结构特征如下，结合图片可以得出判断。

生精小管由生精上皮构成。生精上皮由支持细胞和 5 ~ 8 层生精细胞组成。基膜明显，基膜外侧有胶原纤维和一些梭形的肌样细胞。自生精小管基底部至腔面，依次有精原细胞、初级精母细胞、次级精母细胞、精子细胞和精子。

直精小管较细，管壁由单层立方或矮柱状上皮构成，无生精细胞。

附睾管为位于输出小管与输精管之间的一条极度蟠曲的管道，长 4 ~ 6 m。上皮由高柱状细胞与基细胞组成，管腔规则，腔内充满分泌物和精子。柱状细胞游离面有细长的微绒毛，又称静纤毛。基细胞体积小，贴近基膜。基膜外有薄层平滑肌围绕。

输出小管为 8 ~ 12 根弯曲小管，与睾丸网相连，构成附睾的头部。上皮由高柱状纤毛细胞及低柱状细胞相间排列构成，故管腔不规则。高柱状细胞胞质深染，核长形，位于细胞近腔面，游离面有大量纤毛。低柱状细胞的核靠近基部。

3. 各管道壁基膜以内的部分为上皮，重点观察细胞核层数及位置关系。

4 种管道的上皮分别为：A 复层上皮，B 单层上皮，C 假复层柱状上皮，D 单层立方与假复层柱状上皮混合。

4. 排序的方式可以多样，依据结构特征或功能特点等排序。

（1）按精子生成与排出方向排序，依次为 A、B、D、C。

（2）按上皮的厚度排序，由厚到薄，依次为 A、C、D、B。

（3）按位置分类，位于睾丸内的是 A 与 B，位于睾丸外的是 C 与 D。

视频 16–1　睾丸的组织学结构

案例二

1. 图中结构：A 为精子细胞，B 为精原细胞，C 为支持细胞，D 为睾丸间质细胞，E 为初级精母细胞，其中标记 C 与标记 D 的结构与睾丸炎的发生有关。

生精小管中的血睾屏障是睾丸具备免疫豁免能力的条件之一，包括相邻支持细胞之间的紧密连接、毛细血管内皮细胞与基膜，可阻止病原体进入生精小管，减少对精子发生过程的干扰。同时，睾丸间质细胞（Leydig 细胞）分泌睾酮，局部高浓度睾酮具有免疫抑制作用，能够抑制免疫细胞的活性和炎症反应。其他还包括巨噬细胞等免疫细胞。具备免疫豁免能力的睾丸，能够在某种程度上避免免疫系统的攻击，从而保护精子等生殖细胞不被免疫系统识别和破坏，减少发生睾丸炎等相关疾病的可能性。

2. 腮腺炎病毒（mumps virus）对睾丸的趋向性较高，支持细胞是其主要感染目标。因而，张先生患腮腺炎后，感染后的支持细胞不能形成有效的血睾屏障，导致睾丸炎的发生，继而发生无精症。

青春期前，生精小管中只有处于休眠期的精原细胞与支持细胞。青春期时，睾丸具有的免疫豁免能力确保精原细胞的分化不被自身免疫系统识别而清除，保持正常的精子发生。因而，青春期前，即幼年时期应尽早且保证接种率的基础上接种腮腺炎疫苗，以获得终身免疫，是预防发生睾丸炎等并发症的重要措施。成年时期，如果再次感染腮腺炎病毒或其他病原体，仍应尽早尽快治疗，避免并发症的发生。

3. 无精症（azoospermia）是指 3 次以上精液检查均未发现活精子，男性中发病率为 1%～2%，在不育男性中占 10%～15%，可分为梗阻性无精症和非梗阻性无精症。案例中张先生是感染后引起精液中无活精子产生，但感染之前生精正常，属于非梗阻性无精症。因而在睾丸的某些局部，可能存在一部分能够正常生精的生精小管，即“局灶性生精”，借助高清显微镜的帮助，有可能找到正常的生精小管与精子。睾丸先天性发育不良如 47，XXY（克氏综合征，Klinefelter syndrome），睾丸中无正常的生精小管，无法借助显微取精的技术找到精子。

4. 睾丸由约 250 个锥体形小叶组成，每个小叶中有 1～4 条生精小管，每条生精小管的直径仅 150～250 μm。案例中仅部分生精小管有生精功能，睾丸穿刺很难准确采到合适的组织，因而只能借助显微镜放大后，找到相对直径较大、形态饱满的生精小管后精准取精，才能真正提高取精率。

拓展资源 16–1　克氏综合征

拓展资源 16–2　无精症生精小管镜下图

案例三

1. 这种出生缺陷属于先天性尿道下裂（congenital hypospadias）。

2. 男性先天性尿道下裂表现为尿道开口位置异常，位于阴茎下侧，而不是正常的阴茎头部。这种状况是因为在胚胎发育期间尿道沟未能正确地从后向前完全闭合，从而形成尿道口位置异常。

胚胎发育早期，携带 Y 染色体的胎儿睾丸发育，分泌雄激素，促进男性生殖器官的发育。第 4 周左右，尿直肠隔将原始消化管分为腹侧的尿生殖窦和背侧的直肠。胚胎第 7 周时，尿生殖窦的末端部分形成一个称为尿道沟的浅槽，位于阴茎的腹侧。尿道沟两侧的边缘称为尿道褶。尿道沟的中央部分会形成尿道海绵体，从前向后延伸直至尿道外口。正常情况下，尿道沟会从前向后逐渐闭合成完整的尿道。如果这个闭合过程不完全，就会导致尿道下裂的发生，即尿道开口未能达到正常的龟头位置，而是位于阴茎的腹侧其他部位，甚至位于会阴部。

3. 尿道下裂的形成与多种因素有关，包括遗传因素和环境因素。

正常情况下，男性胎儿的外生殖器是在母体内受到雄激素刺激后形成的。患有尿道下裂的案例中，这一过程出现了问题，可能是雄激素受体功能不全或者局部组织对雄激素反应不足造成的。这种情况会导致尿道沟没有正确地从后向前闭合，从而形成尿道口位置异常。

20% ~ 25% 的病例中存在家族遗传背景，如果家庭成员中有尿道下裂的情况，那么个体患病的风险会相应增加。某些基因变异、内分泌失调可能会干扰正常雄激素的作用或影响生殖器发育过程中的细胞间信息传递。此外，母亲在妊娠期间接触到某些化学物质（如农药或其他工业化学品）、35 岁以上孕妇生育男婴时孕期服用避孕药、低出生体重等也被认为是发生尿道下裂的风险因素。

第17章 女性生殖系统

女性生殖系统包括卵巢、输卵管、子宫、阴道和外生殖器。卵巢是女性生殖系统的核心器官，由皮质和髓质组成。皮质中含有不同发育阶段的卵泡，包括原始卵泡、初级卵泡、次级卵泡和成熟卵泡。卵泡由卵母细胞和周围的颗粒细胞、卵泡膜细胞构成，卵泡膜细胞与颗粒细胞协同作用分泌雌激素。排卵后，卵泡壁塌陷形成黄体，若未受精则退化为白体，卵泡膜细胞与颗粒细胞在黄体生成素（LH）作用下转化为黄体细胞，分泌孕激素。输卵管是卵子受精和早期胚胎发育的场所，其管壁由黏膜层、肌层和浆膜层组成，黏膜层上皮为单层柱状上皮，部分细胞具有纤毛，纤毛摆动和肌层收缩共同推动卵子或胚胎向子宫移动。子宫壁由内膜、肌层和浆膜层构成。内膜分为功能层和基底层，功能层在月经周期中发生周期性变化，为胚胎着床做准备；肌层由平滑肌组成，在分娩时强烈收缩推动胎儿娩出。阴道壁由黏膜层、肌层和外膜组成，黏膜层为复层扁平上皮，具有较强的伸展性和修复能力。

性腺发育时，卵巢形成比睾丸晚，由于缺乏睾丸决定因子，未分化性腺自然向卵巢分化。初级性索退化被血管和基质所取代，成为卵巢的髓质。此后，生殖腺嵴的表面上皮又增殖形成次级性索或皮质索，随后继续分离成原始卵泡。同时，中肾旁管继续发育，而中肾管退化。中肾旁管的头端形成输卵管伞，上段和中段演变成输卵管，两侧中肾旁管的下段在中线合并形成子宫。尿生殖窦后壁的窦结节增生形成实心的阴道板，以后阴道板中央出现管道，从而形成阴道。女性生殖系统发育异常包括双角子宫、阴道闭锁等。

本章案例的学习目标：

1. 辨识与记忆女性生殖系统主要器官的组织学结构和发育过程。
2. 解释女性生殖细胞的发育与排出过程，以及性激素的调控关系。
3. 解释月经周期各阶段子宫内膜结构、性激素、生殖细胞之间的关系。
4. 应用生殖系统及其发生的知识解释常见疾病与先天性发育异常的发生过程或机制。

案例一

以下图片来自卵巢的 HE 染色切片（图 17–1），显示其中的不同部位结构。

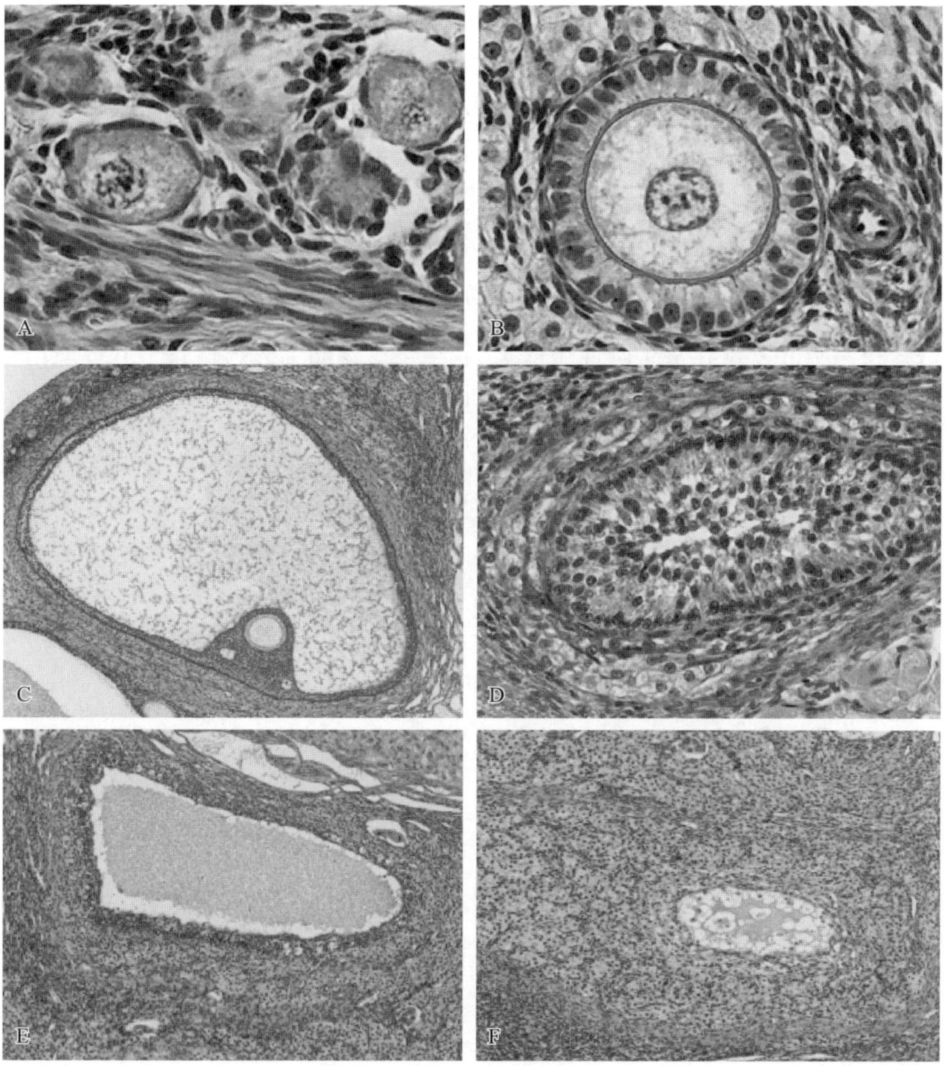

图 17–1　卵巢的镜下图

观察图片中结构，小组讨论并回答以下问题：

1. 辨识图 A—F 中的圆形结构名称。
2. 将图 A—F 序号进行排序与归类，排序与归类的依据分别是什么？
3. 标记图 D 中的细胞与结构名称，它们的功能分别是什么？
4. 观察图中生长卵泡与闭锁卵泡结构特征的区别点，归纳卵泡闭锁的判断依据。

案例二

患者，女，16 岁。因“原发闭经，外生殖器异常 16 年”入院。患者为足月顺产儿，出生后即发现外阴发育异常，大阴唇融合，未见阴道，无阴茎。13 岁开始，体毛变重，喉结发育，阴蒂增大，无月经来潮，无周期性下腹痛或腹胀。

入院查体无乳房发育，体毛稍重，喉结稍大。外生殖器检查：阴蒂肥大，长约 3.5 cm，大阴唇融合，外阴有 1.0 cm 开口，未见明确阴道，尿道口似位于外阴开口内，双侧腹股沟似可及条索状结构，未及睾丸。

妇科彩超检查：子宫后位，2.0 cm × 2.2 cm × 1.6 cm（子宫小），内膜厚 0.2 cm，双卵巢（–），右卵巢内最大囊泡 0.9 cm。

腹部 CT 检查：双侧肾上腺增生。

染色体核型分析：46，XX。

初始诊断：两性发育异常（两性畸形）。后经会诊诊断为先天性肾上腺皮质增生症。

联系女性生殖系统的发生，小组讨论并回答以下问题：

1. 患者染色体核型为 46，XX，为什么外生殖器表现不同于染色体表型？
2. 患者肾上腺皮质增生导致激素水平异常的机制是什么？
3. 患者激素水平异常，为什么发生小子宫、无阴道这类发育缺陷？

案例三

患者，女性，32 岁，已婚。停经 50 天，右下腹痛伴阴道少量流血 1 周，鉴于症状疑似异位妊娠（宫外孕），遂来院就诊。

腹部检查：右下腹轻度压痛，无反跳痛，未触及明显包块。

尿妊娠试验：阳性，提示妊娠状态。

超声检查：显示子宫腔内未见明确孕囊，于子宫右侧角部发现异常回声团块，大小约为 3 cm × 2.5 cm，内部可见胎芽及原始心管搏动，提示为子宫角妊娠（图 17–2）。右侧卵巢旁未见明显异常肿块，排除输卵管妊娠的可能。

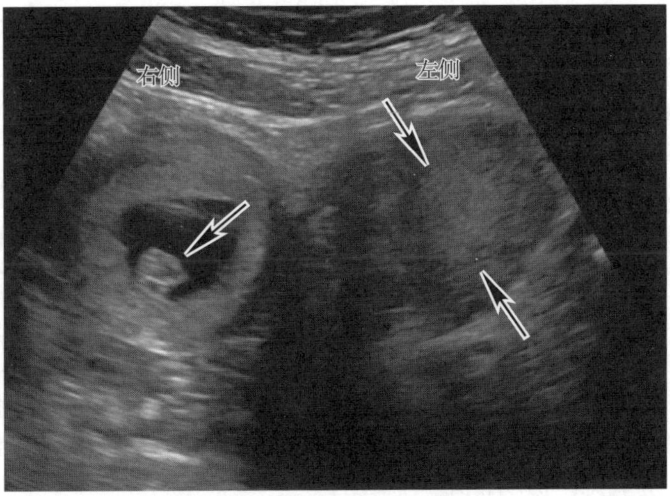

图 17–2　患者腹部 B 超检查结果图

联系女性生殖系统的发生，小组讨论并回答以下问题：

1. 患者孕囊的位置正常吗？为什么子宫腔内未见明确孕囊？
2. 患者这种子宫发育情况在胚胎发生过程中是如何形成的？

【问题解析】

案例一

1. 图中圆形结构为卵泡的切面，结合是否有卵泡腔及卵泡壁结构判断如下：A 为原始卵泡，B 为初级卵泡，C 为次级卵泡，D 为次级卵泡，E 为闭锁卵泡，F 为间质腺。

每种卵泡的特征如下：

（1）原始卵泡：由中央的一个初级卵母细胞和周围一层扁平的卵泡细胞构成。初级卵母细胞圆形，较大，胞质嗜酸性，核大而圆。

（2）初级卵泡：卵泡细胞由扁平变为立方或柱状，并由单层增殖为多层。在初级卵母细胞与卵泡细胞之间出现一层均质状、折光性强、嗜酸性的厚膜，称为透明带。卵泡周围含基质细胞的结缔组织和毛细血管密集形成卵泡膜，它与卵泡细胞之间以基膜相隔。

（3）次级卵泡：其中出现卵泡腔。卵泡体积更大，当卵泡细胞增至 6 ~ 12 层时，细胞间出现一些含液体的不规则腔隙，并逐渐合并成一个较大的腔，称为卵泡腔，腔内充满卵泡液。初级卵母细胞及其周围的卵泡细胞居于卵泡的一侧，突向腔内，称为卵丘。紧靠透明带的一层卵泡细胞为柱状，呈放射状排列，称为放射冠。卵泡腔周围的卵泡细胞较小，构成卵泡壁，称为颗粒层。在卵泡生长过程中，卵泡膜逐渐分化为内、外两层。随着发育持续，卵泡腔体积越来越大。

（4）闭锁卵泡：可在不同发育阶段发生，因而有各种形态。颗粒细胞连接变得松散，卵泡腔边缘由于腔的塌陷与卵泡液的减少而变得不规整，卵泡膜内层细胞也变得松散，与外层相混。随着闭锁发展，颗粒层向内塌陷，卵泡腔消失。初级卵母细胞早期退化时无法辨认，后期细胞完全消失，透明带塌陷。

（5）间质腺：人类的间质腺不发达，间质腺由次级卵泡闭锁后形成。颗粒细胞逐渐退化而减少，卵泡膜内层细胞逐渐肥大，细胞质增多而浅染，呈黄体化状态。卵泡腔也逐渐缩小最终消失。

2. 可分别依据结构或功能特点进行分类。

按发育顺序排序，从早期到后期依次为 A、B、D、C、E、F。

按卵泡发育阶段归类，处于发育前阶段的是 A、B、C 与 D，处于闭锁阶段的是 E 与 F。

3. 图 D 中可辨识出初级卵母细胞、透明带、卵泡腔、卵丘、放射冠、颗粒细胞与颗粒层、卵泡膜内层与外层、基质细胞。

初级卵母细胞将来可能继续发育为卵细胞。透明带为凝胶状的糖蛋白，由卵泡细胞和卵母细胞共同分泌产生。透明带的刺激可促进精子顶体酶的释放。卵泡腔内充满卵泡液，卵泡液由卵泡细胞分泌液和卵泡膜血管渗出液组成，含有营养成分、雌激素及多种生物活性物质。随着卵泡发育，卵泡液增多，卵泡腔扩大，初级卵母细胞及其周围的卵泡细胞居于卵泡的一侧，突向腔内，形成卵丘。放射冠包围在透明带周围，其突起可深入透明带内，与初级卵母细胞之间沟通信息，协调功能。颗粒细胞与卵泡膜内层细胞协同合成与分泌雌性激素，并释放入血与卵泡腔内。基质细胞在激素的作用下，形成卵泡膜。

4. 图 D 为生长阶段，图 E 为闭锁阶段。

闭锁的判断依据包括但不限于：卵泡腔内缘不平整；卵泡液均质化，无颗粒样物质；颗粒细胞连接松散，间隙变大；颗粒层最外一层松散，无整齐紧密排列现象；卵泡膜细胞排列松散，缺乏有序排列的特点。

案例二

1. 该患者患有先天性肾上腺皮质增生症（congenital adrenal hyperplasia，CAH），90%以上的 CAH 患者的胎儿时期肾上腺皮质中 *CYP21A2* 基因编码的 21- 羟化酶异常，使肾上腺皮质合成与分泌雄激素过多。虽然该患者染色体核型为女性，但胎儿时期雄激素过多，影响女性外生殖器发育，表现为男性化，即出生时女性外生殖器性别不清，还导致该患者生殖管道分化异常，子宫与阴道发育不良。性腺分化主要决定于 Y 染色体短臂上的性别决定基因（*SRY*），因而该患者卵巢可发育，但至青春期时，高水平雄激素抑制了女性第二性征的发育。

2. 患者的肾上腺皮质合成与分泌雄激素过多，其机制如图 17–3。

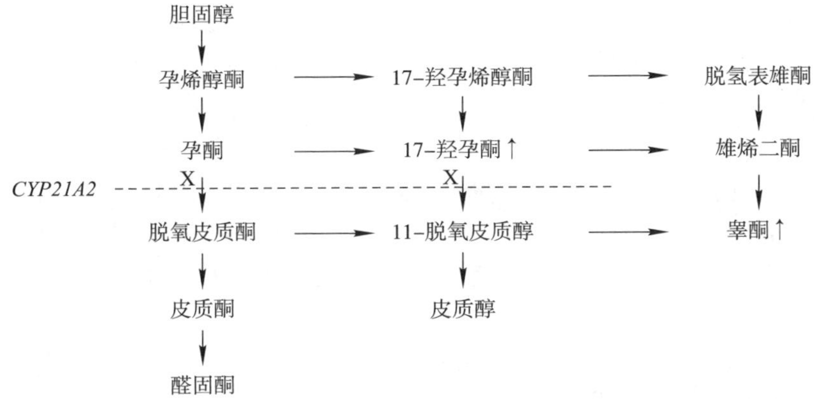

图 17–3　肾上腺皮质合成与分泌雄激素过多机制

3. 患者胎儿时期雄激素水平过高，抑制了女性生殖管道的发育。

生殖管道发生时，如果有 *SRY* 基因的存在，则间质细胞分泌睾酮，维持中肾管的发育，外生殖器向男性分化，见图 17–4 的上半部分。而案例中患者核型为女性，无 *SRY* 基因存在，此时中肾旁管仍然发育，但仅有发育不全的生殖管道发生，外生殖器亦不能完成男性化分化，表现为发育不全，外观呈女性化，见图 17–4 的下半部分。

案例三

1. 患者子宫内孕囊的位置不正常，正常情况下孕囊应位于子宫底或子宫体。患者患有先天性单角子宫（右侧），孕囊未能正常从输卵管进入子宫腔，被滞留在发育不全的子宫角中。

2. 单角子宫（unicornuate uterus）是一种先天性的子宫发育异常，指的是在胚胎发育过程中，仅一侧的中肾旁管正常发育形成了一个子宫角，而另一侧的中肾旁管未能正常发育或完全未发育。如果未发育完全，子宫一侧可形成残角。如果完全未发育，子宫只有一

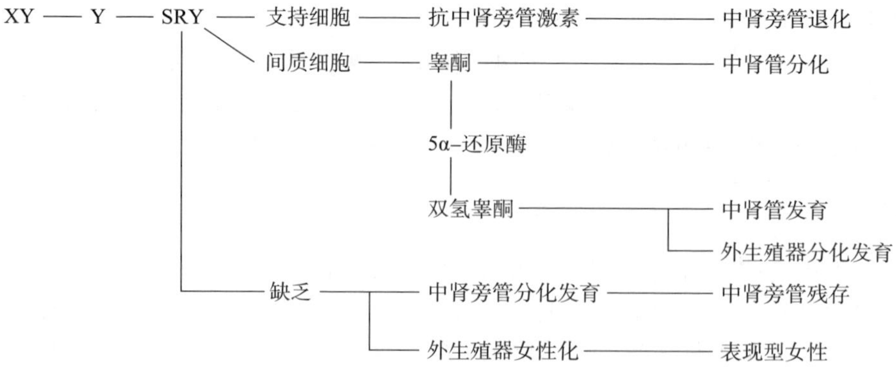

图 17-4 生殖管道发育畸形机制

个角和一条输卵管，并且同侧的卵巢功能正常。然而，未发育的一侧可能完全没有生殖器官结构，包括卵巢、输卵管和肾也可能缺失。

子宫的发生与发育来自中肾旁管（也称为米勒管）。在胚胎发育早期，两侧的中肾旁管开始分化。随着胚胎的成长，两条中肾旁管逐渐向中间靠近并最终尾端融合，形成一个中空的管道，即子宫腔。融合后，原本位于两侧的中肾旁管继续发展成为输卵管；连接中肾旁管末端的窦结节以后发育成阴道板，随后，其中央出现空腔，板的前部则形成阴道上段及子宫颈。这个融合过程出现异常，则可能导致各种类型的子宫畸形，包括但不限于双角子宫、纵隔子宫、单角子宫等。

单角子宫中，由于只有一侧的中肾旁管参与子宫的形成，因此子宫比正常子宫小，且形状不对称，看起来像牛角样。单角子宫常常伴随有残角子宫的情况，即另一侧未发育完全的部分形成一个小突起或者根本没有形成任何结构。该案例属于后者，即尚有子宫残角。

如果残角子宫有子宫腔，与子宫相连通，且有内膜存在，常发生残角妊娠，属于异位妊娠的一种，相比输卵管，残角子宫条件更利于受精卵的着床，因此残角妊娠破裂比较晚，一旦破裂则出血更多、更危险，所以一经确诊应手术切除。如果子宫残角内无内膜，受精卵不在残角处着床，不存在残角妊娠，则无须手术。

参考文献

[1] 成令忠．现代组织学．上海：上海科学技术文献出版社，2003.

[2] 李继承，邵淑娟．组织学与胚胎学．10 版．北京：人民卫生出版社，2024.

[3] 徐晨．组织学与胚胎学．3 版．北京：高等教育出版社，2022.

[4] 石玉秀．组织学与胚胎学彩色图谱．4 版．北京：高等教育出版社，2022.

[5] 朱军，李胜利．中国出生缺陷图谱．北京：人民卫生出版社．2008.

[6] 魏克伦，魏兵，于军．出生缺陷与精准医疗．北京：科学出版社，2020.

[7] Anthony Mescher. Junqueira's Basic Histology：Text and Atlas. 17th ed. New York：McGraw-Hill Education，2023.

[8] T. W. Sadler. Langman's Medical Embryology. 15th ed. Philadelphia：Lippincott Williams & Wilkins，2023.

[9] Geraldine O'Dowd，Sarah Bell，Sylvia Wright. Wheater's Functional Histology. 7th ed. Amsterdam：Elsevier，2023.

[10] Stacey E. Mills. Histology for Pathologists. 5th ed. Philadelphia：Lippincott Williams & Wilkins，2019.

[11] Dongmei Cui，William P. Daley. Histology From a Clinical Perspective. 2nd ed. Philadelphia：Wolters Kluwer Health，2021.

[12] Sam D. Stout，Christian Crowder. Bone Histology：A Biological Anthropological Perspective. 2nd ed. Boca Raton：CRC Press，2024.

[13] Mark G. Torchia，T. V. N. Persaud. The Developing Human：Clinically Oriented Embryology. 12th ed. Philadelphia：Saunders，2024.

[14] Gary C. Schoenwolf，Steven B. Bleyl，Philip R. Brauer，et al. Larsen's Human Embryology. 6th ed. Amsterdam：Elsevier，2021.

[15] Mark G. Torchia，T. V. N. Persaud. The Developing Human：Clinically Oriented Embryology. 12th ed. Amsterdam：Elsevier，2024.

[16] Elsa Hunt. Congenital Anomalies：Diagnosis and Treatment. Washington：Foster Academics，2019.